カラー

すぐわかる

腹部エコー超入門

■ 著 ■
光井　洋

西村書店

はじめに

腹部エコーは，**腹部の診察をする機会があるすべての医師**にとって，必要な検査です。また**検査技師**の方が腹部エコーを行う機会は今後ますます増えるでしょう。

しかし，最初はどうやればいいのかわからない，やや取っつきにくい検査だと思います。

1. あなたが研修医だとします。
研修病院で**当直中に黄疸の患者**が救急外来を受診したとしましょう。まず，病歴を聞いて，身体所見を取り，採血をして結果を待つ間にすることは何でしょうか？……**腹部エコー**です。
腹部エコーを行うことで，閉塞性黄疸なのか，肝硬変なのか，胆石症なのか，その他の原因なのか，かなりのことがわかります。しかも患者にとってあまり苦痛を伴う検査ではありません。装置はほとんどの病院に置いてあります。

2. あなたが上級医だとします。
自分が消化器内科・外科の専門医でなく，腹部エコーのやり方がよくわからなかったらどうなるでしょう。当直で研修医に検査を依頼されたとしたら……。
最悪の場合，腹部エコーを行わなかったために黄疸患者の病態の緊急性がわからず，状態が悪くなってしまうかも……しれません。

3. あなたが検査技師だとします。
健診または外来患者の腹部エコーを担当することになりました。しかし，エコーなど触ったこともありません。

さて，どうしましょうか？

この本は，**研修医や消化器を専門としない医師，検査技師の方々が，腹部エコーの基本をマスターすることを目的**に書かれています。ですから，すごく当たり前のことから記載しています。

腹部エコーは慣れれば誰でもできる検査です。この本が，少しでもみなさまのお役に立てることを祈っています。

光井　洋

本書の構成，利用法

- まず，腹部エコーの基本事項（**1 章**）と，装置の使い方（**2 章**）から。
- 次に，検査に際しての注意（**3 章**）と，プローブの走査法（**4 章**）。
- それから，知っておくべき最低限の正常解剖（**5 章**）。
- 次に，ルーチン検査の流れを詳しく説明し（**6 章**），検査の工夫が必要な場合（**7 章**）をあげました。
- そして，一人でエコー練習を行う方法（**8 章**）と，所見の書き方（**9 章**）。
- 最後に，基本的な疾患のエコー画像（**10 章**）を入れました。一部は CT や MRI の画像と対比させてあります。
- 携帯しやすい版になっていますので，ぜひ，白衣，検査着のポケットに入れて検査室に向かってください。

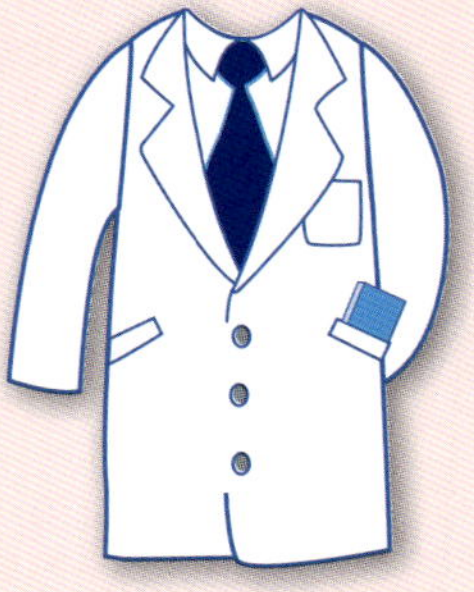

目　次

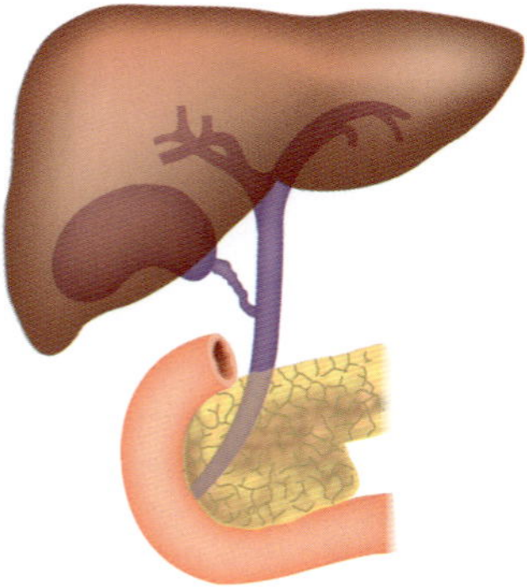

1章 基本の基本―Q & A

腹部エコーで何がわかるのでしょうか？

- 上腹部の実質臓器(肝臓・胆のう・膵臓・腎臓・脾臓)の病変。
- 腹水・胸水・心のう水の有無。
- 大血管(大動脈・下大静脈)の病変。
- リンパ節の腫脹。
- 消化管の病変，など。

どういう時に腹部エコー検査を行うべきでしょうか？

- 検査で，肝機能異常・腎障害・膵酵素上昇・尿所見の異常などが見つかった時。
- 診察上，黄疸がみられる時，
腹部膨満がみられる時，
腹部腫瘤が触知される時，など。
- 腹痛・背部痛の訴えがある時。
- 原因不明の発熱がある時。
- 肝硬変患者の定期フォローアップ(肝腫瘍のチェック)。
- 担癌患者の検査：再発・新病変のチェック，転移のチェック，など。

検査の前処置はどうすればいいでしょうか？

- 5時間程度の食事止め。午前中の検査なら，朝食止め。胆のうを十分拡張した状態で観察することと，胃内の残渣・ガスを少なくするためです。
- 少量の飲水は可。高血圧，心疾患や喘息などに対する薬は通常通り飲んでもらいます。
- 食事止めですので，糖尿病に対する薬(内服・インスリン)は中止します。

被験者の体への影響はありますか？

- X 線による被爆などの，人体への悪影響はありません。
- 検査中，プローブによる多少の圧迫感はありますが，強い痛みを感じることはありません。
- お腹を出して検査をするので，環境によっては少し寒く感じるかもしれません。
- ゼリーを腹部に塗るので，ベタベタした感じになりますが，拭き取れば問題ありません。

検査時間はどれくらいでしょうか？

- 一通りのルーチン検査には，7〜10 分は必要です。
- 異常所見を認めた場合は，これよりも長くなることが多いでしょう。
- 救急外来での検査では，必要に応じて 5 分以内に済まさなくてはいけない場合もあります。

被験者の服装は？

- 腹部を出しやすい服装が望ましいです。
- ワンピース・着物などは避けるべきでしょう。

被験者によって，検査の行いやすさに違いがありますか？

- 検査が行いにくいのは，肥満がある場合，腸管ガスが多い場合，腹式呼吸がうまくできない場合，難聴や認知症で術者の指示が理解されにくい場合，などです。
- 行いやすいのはやせ型〜中肉の被験者の場合です。

同日に上部内視鏡検査もあります。検査の順序は？

- 先に上部内視鏡検査をすると空気が腸管に入り，エコー検査が行いにくくなります。必ず，腹部エコー→上部内視鏡検査の順に行ってください。

術者が左利きですがどうすればいいでしょうか？

- エコー装置は，たいてい右利きの人が使いやすい位置に置かれています。左利きであっても，右手でプローブを握って検査をする練習をした方がいいと思います。

次回の検査までの間隔はどれくらいがいいのでしょうか？

- 何らかの異常所見を認めた場合は，フォローアップの検査が必要ですが，その時期は所見の内容により異なります。
- 緊急性に乏しい場合：脂肪肝，小さな胆のうポリープ，腎のう胞，などは1年後程度。慢性肝疾患での腫瘍病変チェックは3〜6カ月後程度。
- 病態が活動性の場合：急性胆のう炎，肝膿瘍などでは連日〜数日間隔ということもあります。

2章 装置の使い方

必要度の高い順に装置の付属機・ボタン・つまみの説明をします。我々の病棟で主に使用している東芝社製の Xario XG(1)を例に話を進めます。

最初は上級医または専門医が検査をするのを横で見ていることでしょう。検査中や検査終了後に，ご所属の病院で使われている腹部エコー装置での，下記に記載されている基本的な使用法，ボタンの位置を，教えてもらってください。

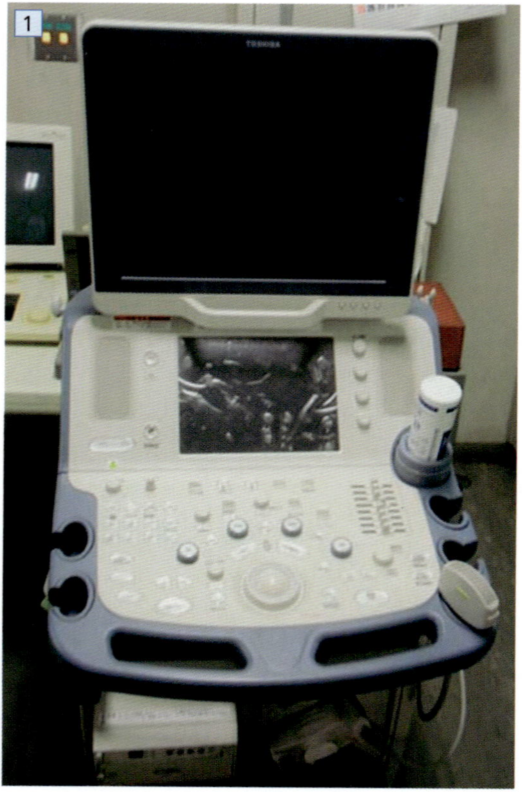

1

装置の基本

入力スイッチ

- まず腹部エコー装置を立ち上げます。コンセントを入れ，操作パネル（2）にある入力スイッチ（電源）を押して on にし，画面が検査モードになるまで待ちます。数分かかることが多いです。
- 検査の前に，患者登録が必要な場合もあります（説明は略します）。
- 検査終了時にはスイッチを off にし，画面が完全に終了するまで，決してコンセントは抜かないでください（故障の原因になります）。

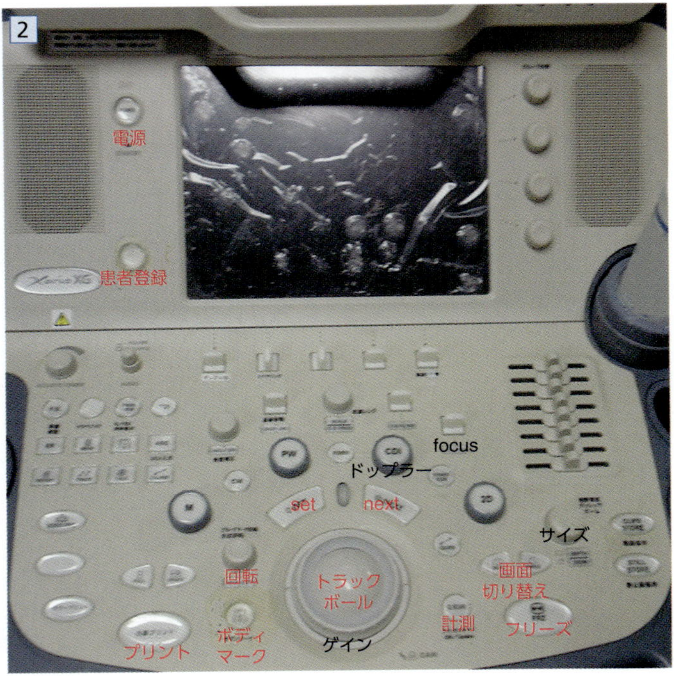

プローブ

- コンベックス型のプローブで周波数 3.5 MHz のもの（3）を使うことがほとんどです。

3

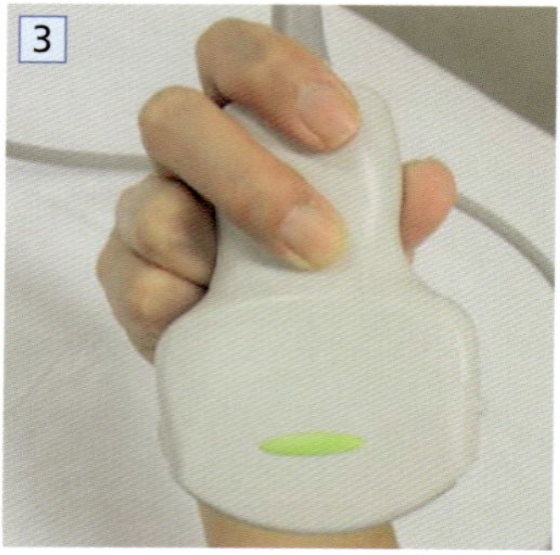

4

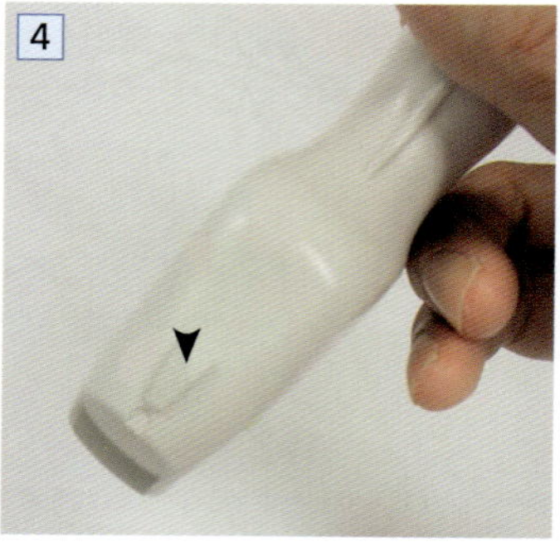

- プローブの一側にはマークがついていることが多いです（4▶）。このマークは画面の右側を示しており，検査開始時に，心窩部正中でプローブを縦当てにして，被験者の足側にこのマークを向け，画面の右側に来るように合わせてください（5）。

5

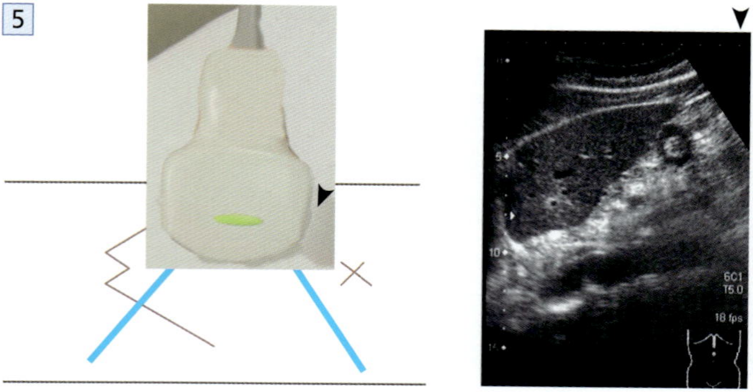

ポイント
最初に，プローブのマークで，画面の右側を確認する。

- 被験者の体に当たるプローブの先端部は敏感なので，決して落としたり，ぶつけたりしないでください。また，終了後はゼリーをよく拭き取ってください。
- さらに，本体に取り付けるアダプター部位とそこから伸びる導線部（6）も要注意です。導線に張力をかけすぎると，ビニールカバーがはずれてしまいます。これらの手入れが悪いと画面が映りづらくなります。

6

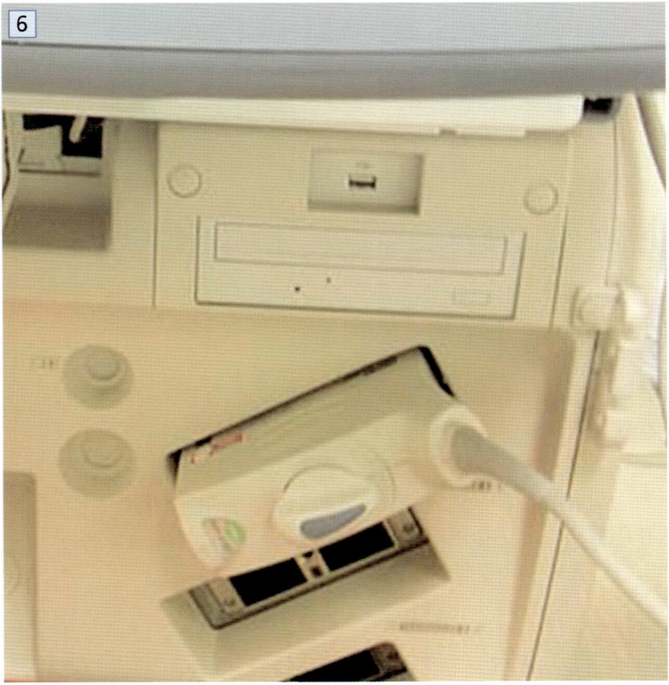

- ここでコンベックス型プローブによる画面の見え方を示します（7）。解説は後述します。

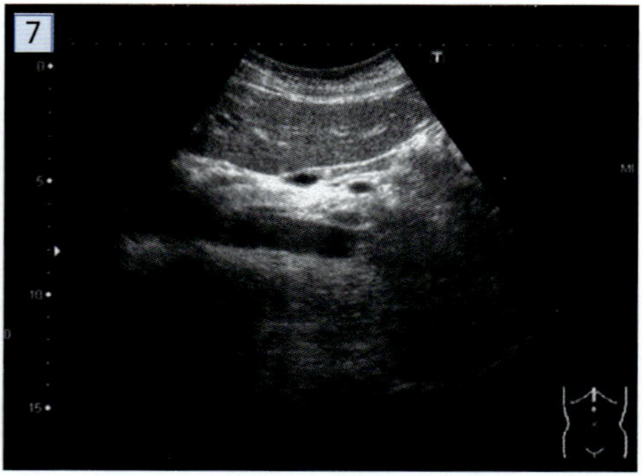

絶対に使えないといけないボタン・つまみ

- 画面切り替え，フリーズ，ボディマーク，プリント，計測（2）。

画面切り替え

- この本では，検査を主に **2 画面モード**で行うことを強く推奨します。その理由は，一方の画像を参照しながら，次の画像を描出することがしばしば有用だからです。
- **画面切り替えのボタン**を押して 1 画面から 2 画面モードにします（8 9）。その後はボタンを押すたびに，active な（観察中の）方の画面にマーク（○の中）が出ます（9）。

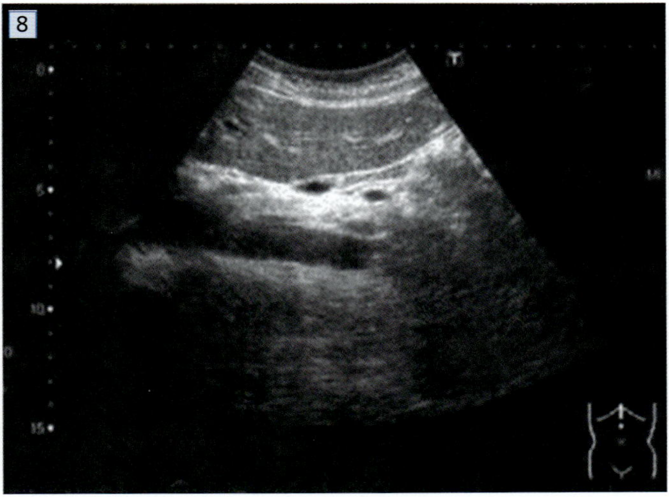

↓

active 画面のマーク↓

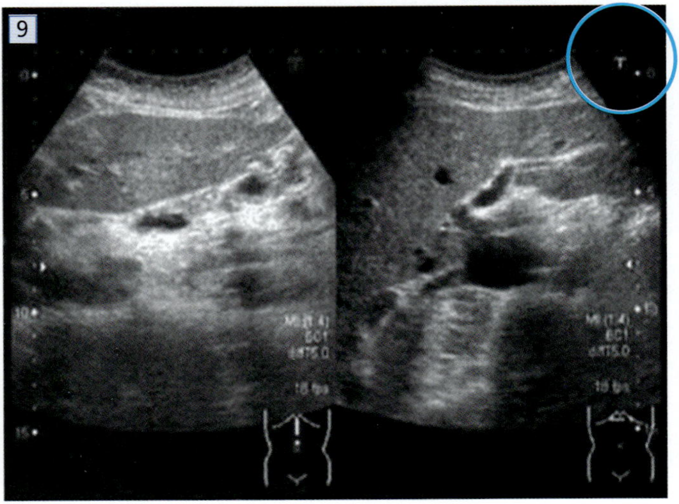

フリーズ

- シャッターチャンスはすぐに逃げてしまいます。右手でプローブを握り，**左手は人差し指の指先を常にフリーズボタン**に置いておきましょう（10）。

10

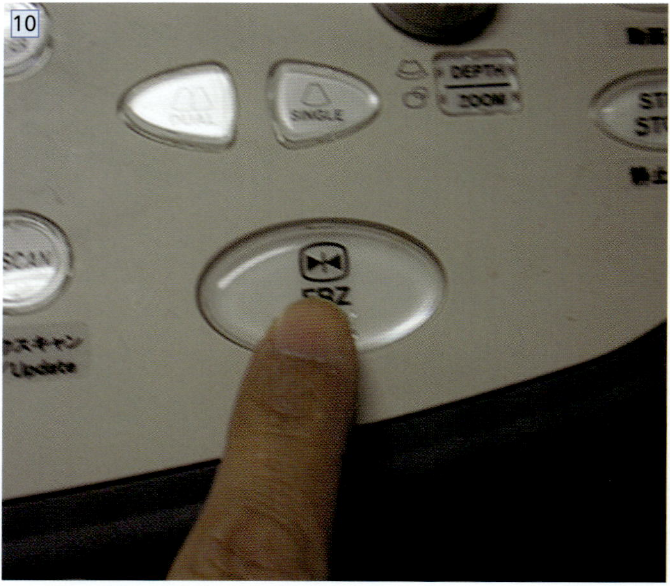

- 押す度に，フリーズ（画面静止）と観察モードが入れ換わります。2 画面モードでは，左画面フリーズ→右画面選択→右画面フリーズ→プリント，という流れです。

ボディマーク

● ボディマークボタンを押すと，プローブの位置を示すアイコンが画面の右下に表示されます（11）。移動用トラックボールと回転で，プローブの位置を記録しましょう。

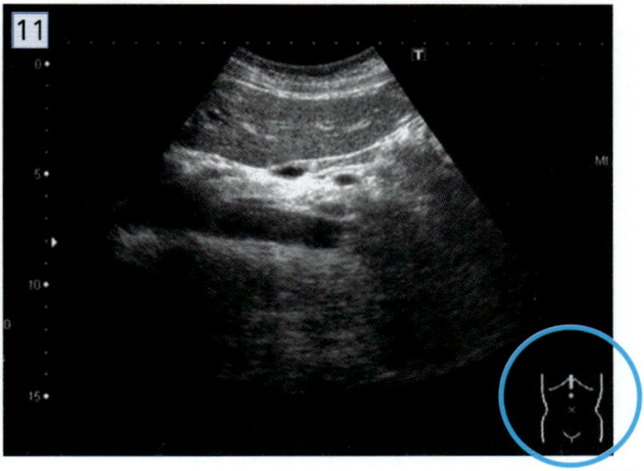

プリント

● 2 画面をフリーズさせたら，プリントボタンを押してください（2）。Xario XG の場合は，ロール紙排出まで少し時間がかかります。

計測

● 計測ボタン（caliper）を押すと＊印が画面に現れます。計測したい画像の一端に＊をトラックボールで移動させ，set ボタンを押し，トラックボールで別の一端に＊印を移動させます。画面下に計測結果が表示されます。別の計測をしたい時は，next ボタンを押して同様に繰り返します（2）。

使えた方がよいボタン・つまみ

- ドップラー，focus，サイズ，ゲイン（12）。

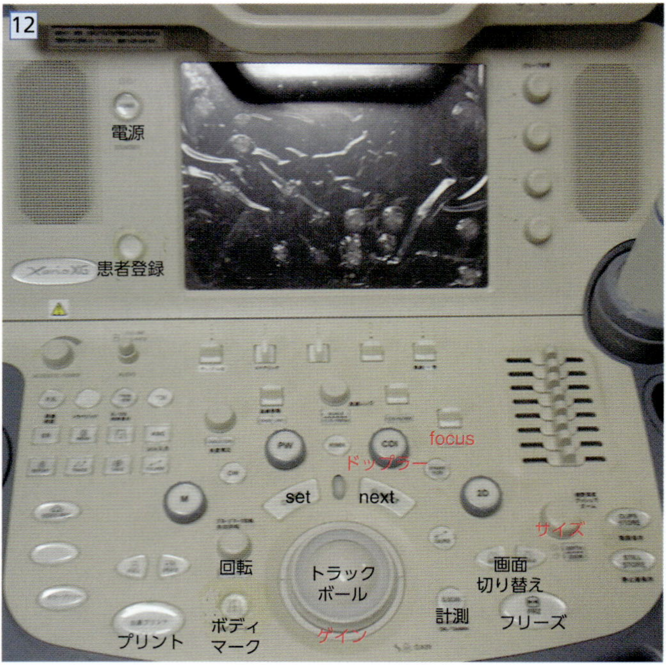

12

ドップラー(ドプラ)

- 胆管やのう胞と血管との区別や血管の同定などの時に使えた方が便利です。

focus

- 通常の観察では，画面の中央の深さに focus(ピント位置)があれば問題ありません。腫瘍などをきれいに描出したいときは，その高さに focus を移動させるとよりよい画像が得られます(13)。

サイズ

- 通常は**深さが 15 cm** までの観察範囲にしておけば問題ありません(13)。腫瘍や膵臓を詳しく見たい時に，拡大観察することはあります。

13

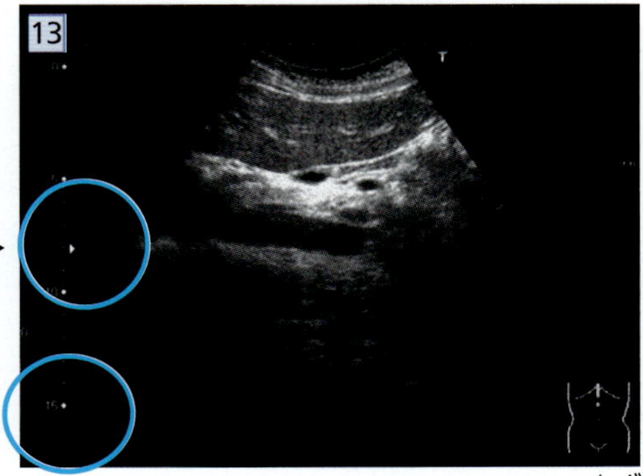

ゲイン

- 肥満があってビームが届きにくい場合は，このつまみでゲインを上げて(画像全体の明るさを増して)観察します。

当院で使用している他の機種の操作パネルも紹介します。GE社製の LOGIQ E9（14 15）というモデルです。

14

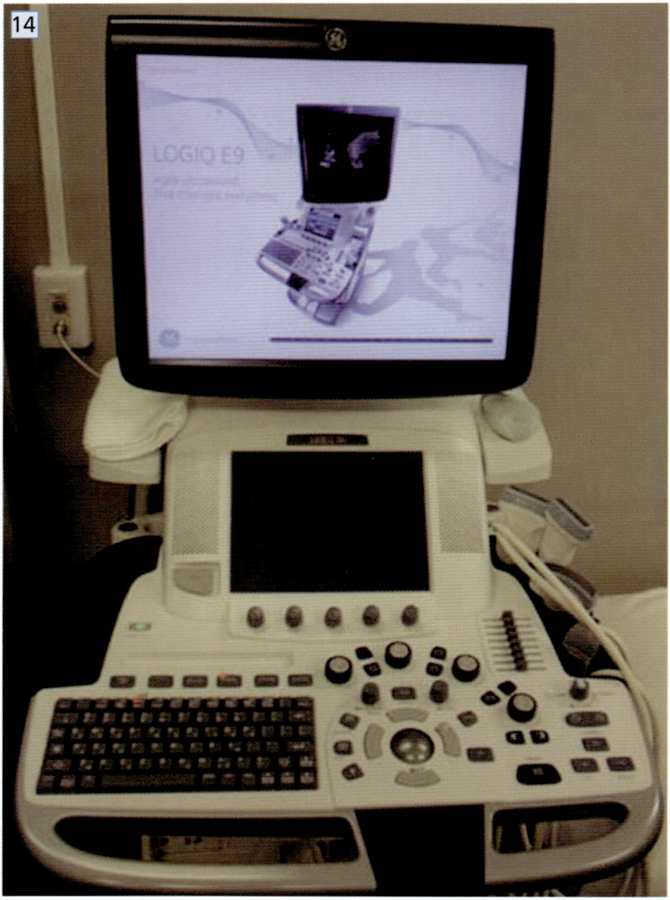

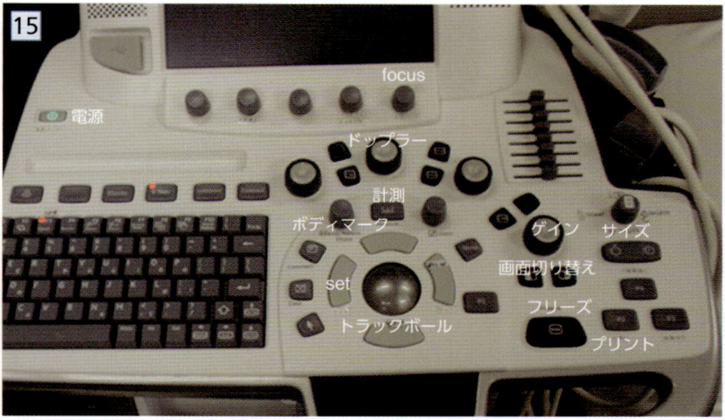

　自分の病院の腹部エコー機器における，各操作ボタンの位置を確認してください。まず**最低限の操作に必要なボタン**の位置を把握してください。

ポイント
エコー装置で，必要最小限のボタン・つまみの位置を確認する（入力スイッチ〈電源〉，画面切り替え，フリーズ，ボディマーク，プリント，計測）。

3章 検査を行うにあたって

機械の動かし方は大体わかったと思いますので，実際に検査を行う時の基本事項に進みます。

被験者の選択

- 実際に患者で検査を行う前に，できれば同僚の医師と二人でお互いに**練習エコー検査**を行うのがお勧めです。
- 相手が見つからない場合は，自分で自分自身を検査する**セルフエコー練習**も効果的です。この方法は8章でご紹介します。
- 次に患者が被験者の場合です。**内科・外科に入院しているほとんどの患者は，スクリーニングのエコー検査の対象**だと思います。例えば，糖尿病・代謝内科に教育入院している患者は，脂肪肝の有無，腎臓のサイズ，膵臓に問題はないか，など。被爆の問題がなく，苦痛もほとんどない検査なので，積極的に行いましょう。
- 被験者の体格では，肥満者や腹部ガスの多い方はやりにくいです。また，極端にやせすぎて肋骨が浮き出ているような方も逆にやりにくい場合があります。やせ型～中肉の方がベストです。どの手技でも同じことですが，難しくない(臓器が見えやすい)被験者で，多くの検査をこなすことが上達の早道です。

ポイント
やせ型～中肉で観察しやすい被験者を数多く検査する。

検査用のベッドと椅子

● ベッドはどのようなものでも構いませんが，柔らかすぎない方がいいでしょう。また，ある程度の幅があり，検査者が端に腰掛けられるものがいいです。椅子は，高さが変えられるものが望ましく，座面はベッドの高さくらいがいいです(1)。

1

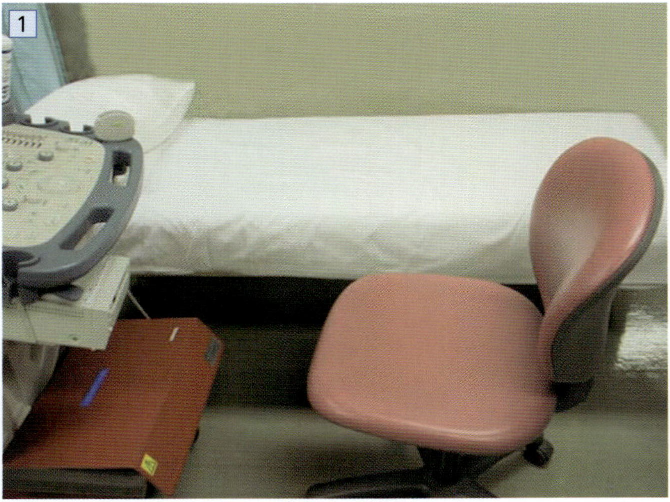

検査室の照明と環境

- 明るいと画面が見えづらくなりますが，真っ暗にする必要はありません。照明を半分落とすくらいにして，画面の周りをカーテンなどで覆えれば結構です（2）。
- 特に被験者が女性の場合，外から見えないようにする必要があります。

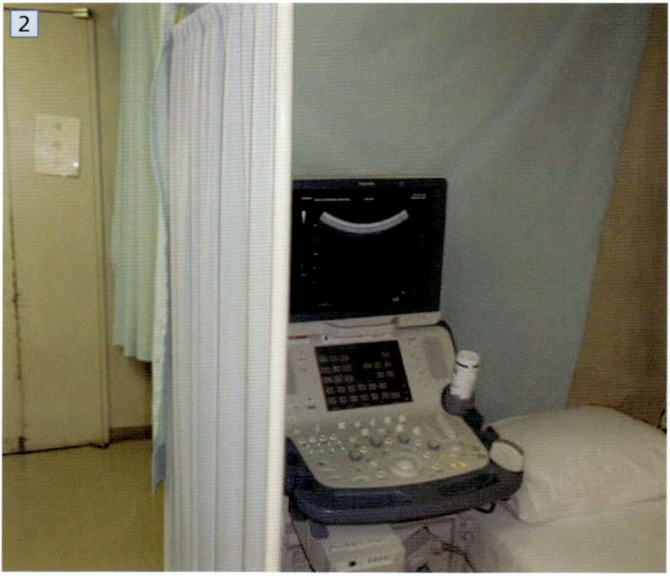
2

開始時の被験者の体位

- 被験者に靴・スリッパを脱いでもらい，検査用のベッド上に背臥位とします。上着のボタンをはずして，下着をたくしあげます。前だけでなく，側腹部の着衣も十分まくりあげましょう。女性の被験者の場合，胸部にタオルをかける，などの配慮が必要です。
- 腕は両方とも万歳するようにあげて**頭のところで手を組んで**もらいます（3）。
- 右側腹部にタオルを1枚置いておくといいでしょう。

3

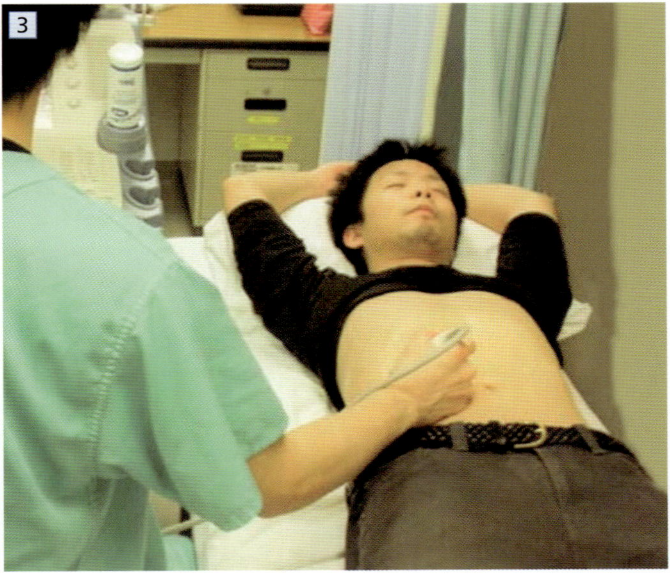

呼吸について

- **腹式呼吸で大きく息を吸って**もらいます。これにより肝臓を尾側に移動させて見えやすくします。また，上腹部のガスも尾側に移動します。その位置で息止めをしてもらい，プローブを走査して対象臓器の画像を映します。
- 画面をフリーズすると同時に，「楽にしてください」と言って息を吐いてもらいます。フリーズするときは，呼吸が止まっていることが必要です。「楽にしてください」を言い忘れていたり，言い遅れたりすると息が苦しくなってしまいます。また，右肋間走査では，呼気で息止めをした方がよい場合もあります。

ゼリー

- どのような種類のものでも大差ないです。
- ゼリーは，**プローブの被験者に当たる面に十分塗ります**（4）。
- 被験者の体に塗ると必要以上の量になって，拭き取りが大変になります。走査部位を変えるときにはプローブに塗り足します。

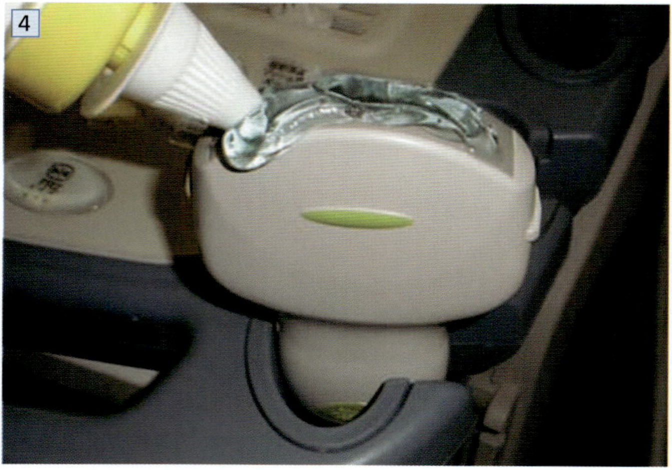

4

- ゼリーはなるべく手や指につけないようにしてください。手がベタベタすると検査のやる気がそがれ，他の部位もゼリーで汚れやすくなります。指についたらすぐにタオルで拭き取ってください。
- 冬はゼリーを温めた方がいいのですが，ウォーマーがない場合は，必ず「ちょっと冷たいですよ」と言ってから検査を開始してください。

> **ポイント**
> ゼリーはプローブに塗る。自分の手や指にゼリーをつけない。

プローブの握り方

- 基本的には，右手第 1～3 指で握り，第 4，5 指は添えます（5 6）。握り方は普通の力で，かつ十分な圧力で被験者の腹部に押し付けることが重要です。よい画像が得られない最大の理由は，押し付け方が弱いことなのです。特に，膵臓と総胆管の描出には，圧力が必要です。
- 力を入れやすい握り方として，5 本指と手のひらで握る方法があります（7）。右腎臓の描出には，プローブを水平にして握る方法もあります（8）。

> **ポイント**
> プローブは，普通の力で握り，押し付けを強くする。

検査中の被験者の体位と検査者の位置

- 基本的には被験者は背臥位のままで行います。ただし，総胆管の描出が悪いときは，左側臥位にします。また，胆のう結石の移動を確認したい時も，背臥位と左側臥位を交代で取らせます。膵臓の描出が悪い時は，半座位も有効です。
- 正中～右腹部の検査では，検査者は椅子に座ったまま行いますが（9），左腎と脾臓の観察ではベッドの端に腰掛けるようにします（10）。

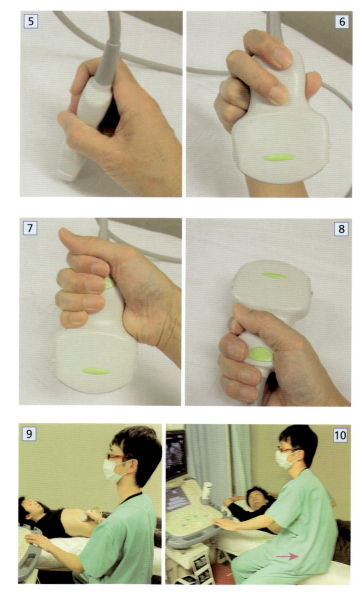

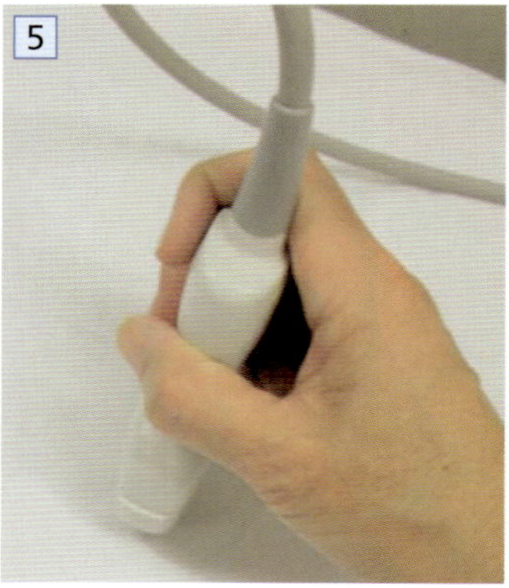
5

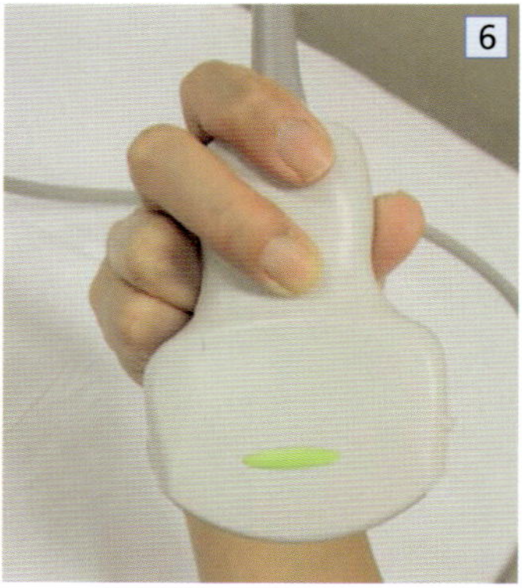
6

7

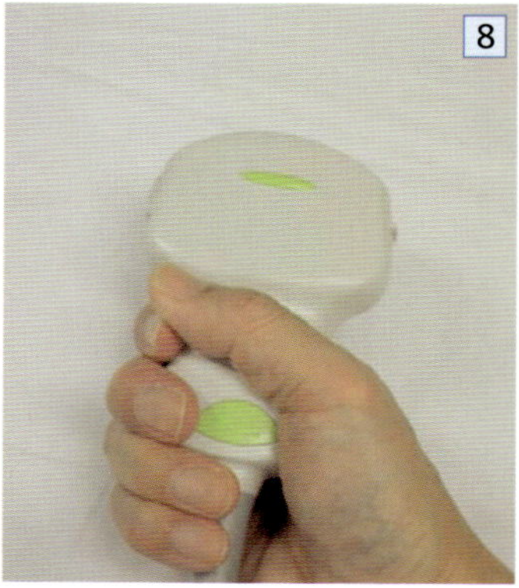
8

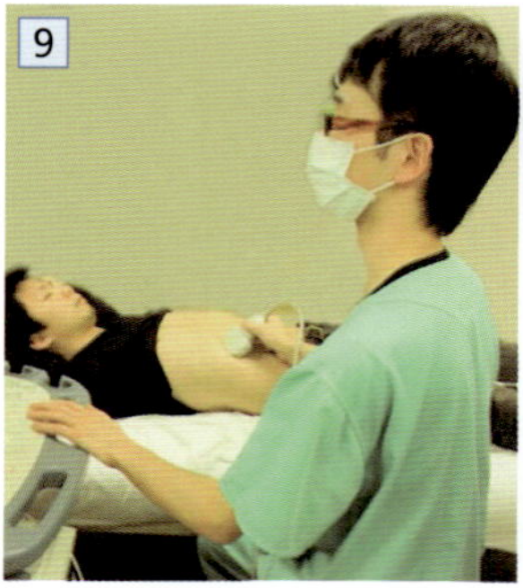
9

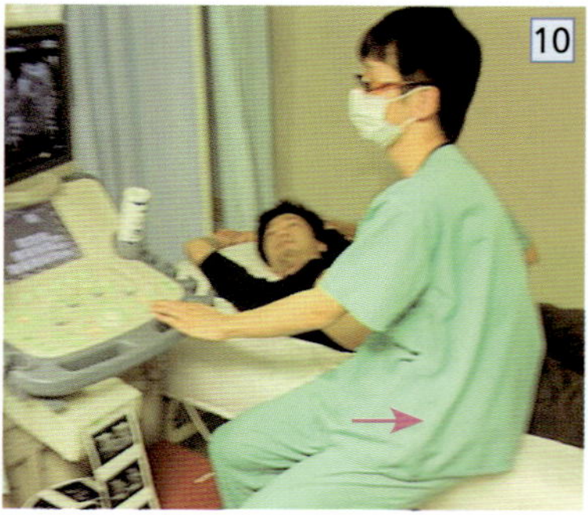
10

検査終了後

- まず，プローブを落として壊さないために装置のホルダーに戻します。部屋の照明をつけます。
- 次に被験者の腹部のゼリーを拭き取ります。拭き取りには，タオルやロールペーパーを使います。被験者が女性の場合は，本人に拭いてもらった方がいいと思います。
- ゼリーを最もよく拭き取る方法は，まずお湯で濡らして絞ったタオルで拭き，その後，乾いたタオルで軽く拭くやり方です。
- ゼリーが拭き取れたら，被験者に着衣を促し，退出してもらいます。
- プローブのゼリーをタオルで拭き取ります。装置の入力スイッチを off にして，画面が完全に消えてから，コンセントを抜きます。

4章 プローブの走査法

プローブの握り方は 3 章で簡単に書きました。次に，具体的な体への当て方と動かし方を説明します。

まずプローブの**体への当て方**です（ボディマークは，黄色の棒がプローブを導線側から見下ろしたもので，赤色部分は画面の向かって右側に当たります）。

心窩部縦走査

肝左葉と膵頭部，門脈，下大静脈，大動脈の観察に使います。

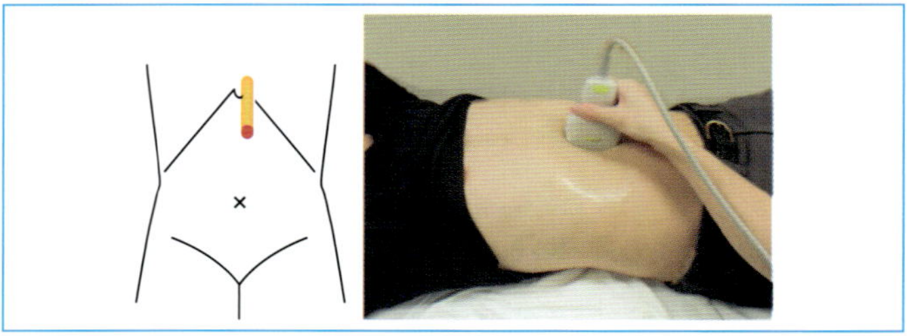

心窩部横～斜め走査

肝左葉，門脈左枝～臍部，肝静脈，尾状葉（S1），膵臓の描出をします。

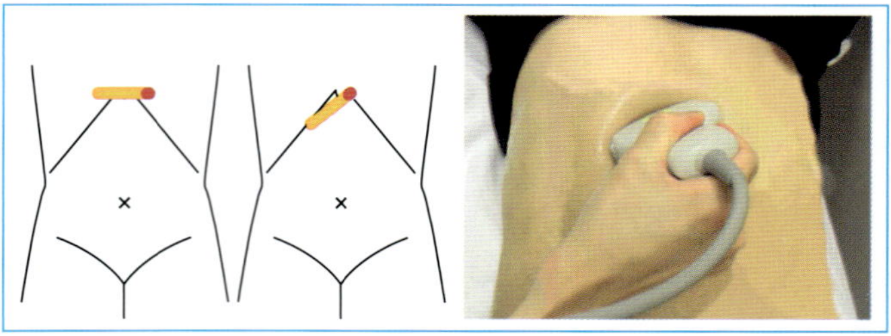

右肋弓下斜め走査

肝右葉，左葉内側区域（S4），右・中肝静脈，門脈右枝，胆のうを観察します。

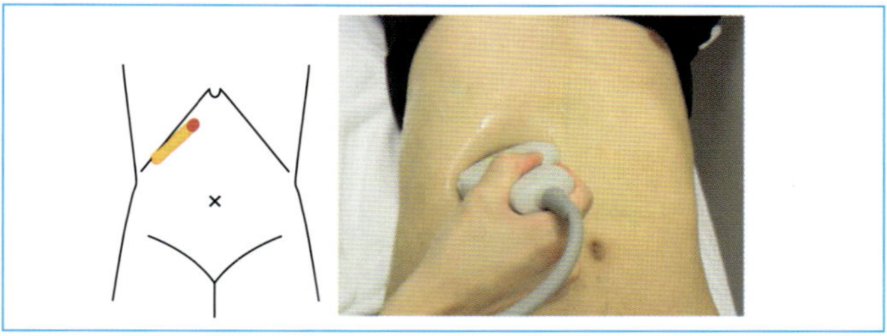

右肋弓下縦走査

胆のう，総胆管，肝右葉の観察を行います。

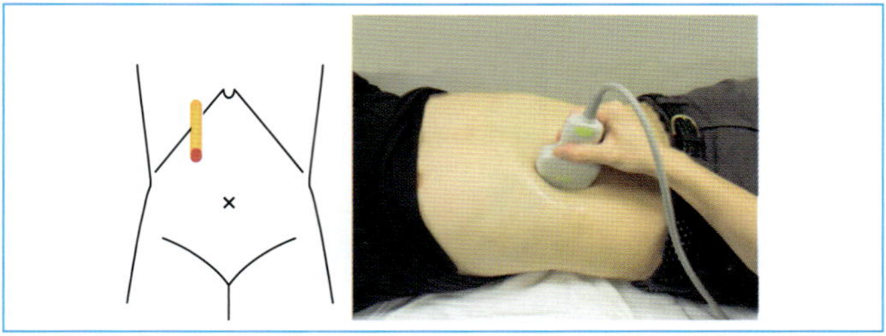

右肋間走査

肝右葉，門脈右枝，右・中肝静脈，胆のうを描出します。

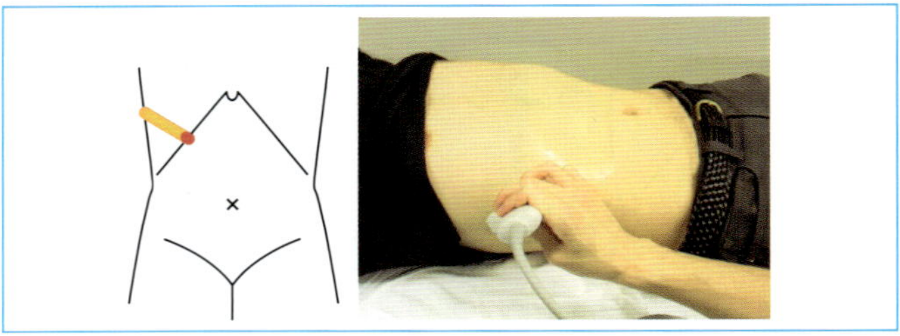

右側腹部縦走査

肝腎コントラスト，モリソン窩，右腎臓を見ます。

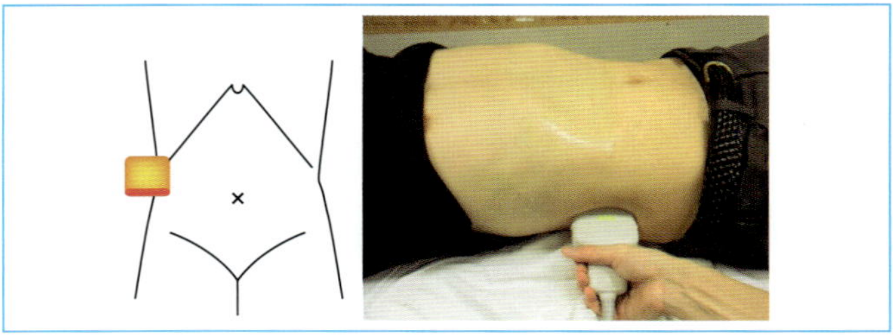

左側腹部縦～斜め走査

左腎臓と脾臓を観察します。

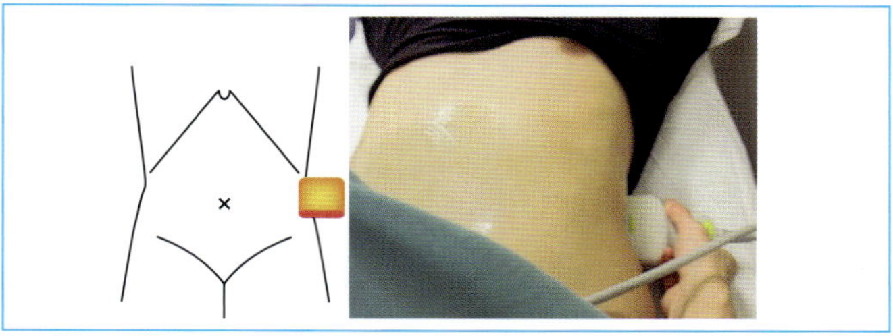

次にプローブの動かし方です。

押し付け

観察の基本動作であり，画面に対象臓器が入ってきたら，一定以上の圧力でプローブを押して皮膚に密着させます。

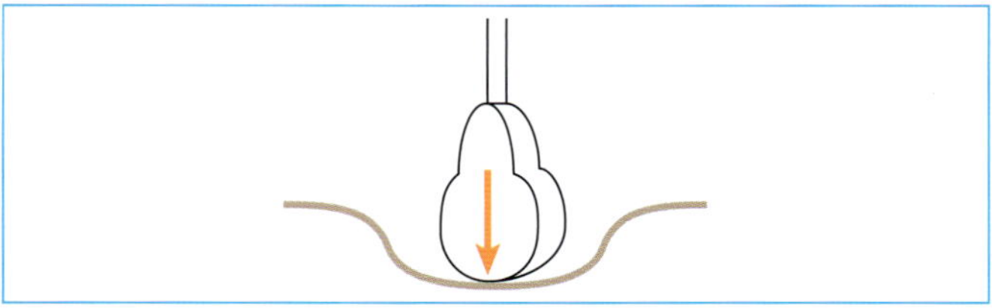

扇状走査

体表にプローブを当てそこを支点とし，コード側を，手前と向こう側に扇のように振ります。

この走査を右肋間で行うことで，肝右葉がくまなく観察できます。

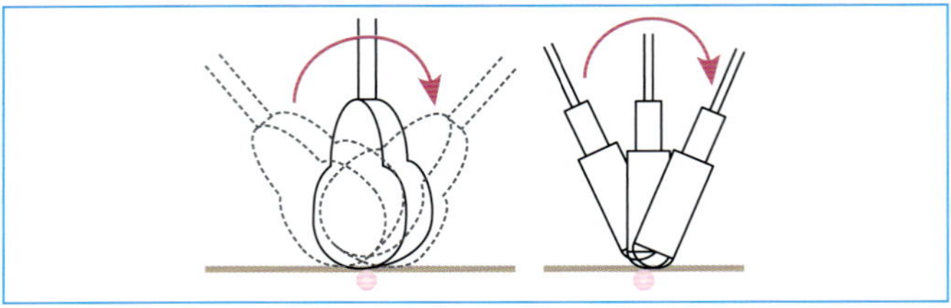

掃け状走査

扇状走査でプローブ先端も滑らせる動かし方です。心窩部縦走査でこの動かし方を行うことで，肝左葉を端から端まで見ることができます。

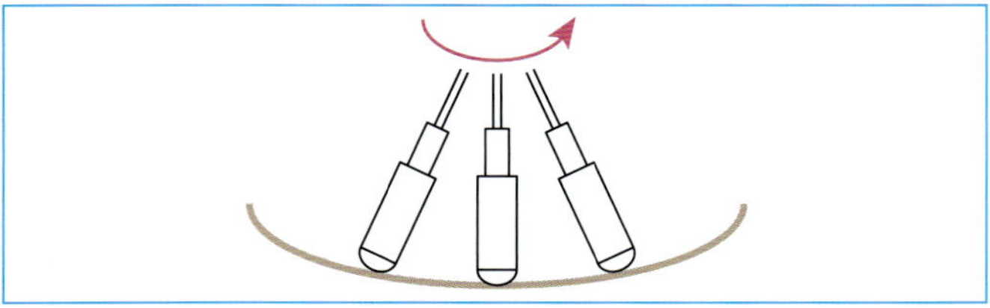

回転

例えば，膵頭部を心窩部縦走査でとらえ，そこで左に90度回転させれば膵臓全体の観察に入ることができます。また，描出されている円形の陰影が，腫瘍か血管かわからない場合も，プローブを回転させることによって確定できます。

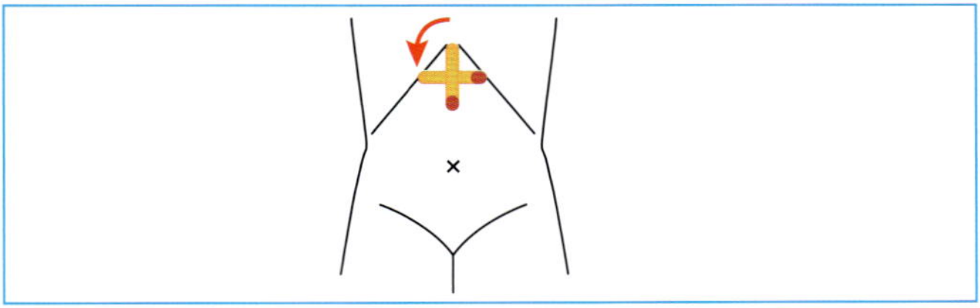

平行移動

右肋弓下縦走査で胆のうを描出し，そこから平行にプローブを移動させることで総胆管が観察できます。

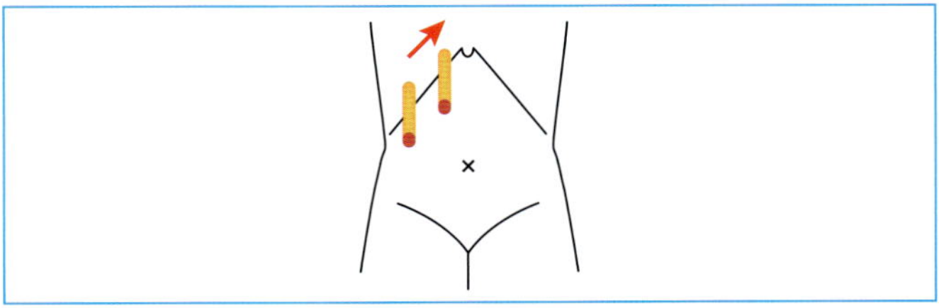

5章 必要な正常解剖

腹部エコーにおいて，最低限押さえておくべき解剖について，イメージ図とエコー画像を用いて解説します。

肝臓

Couinaud（クイノー）分類という肝臓を 8 区域（亜区域）に分けたものが最も標準的に使われます。

胆のう（GB）床と下大静脈（IVC）（の中肝静脈〈MHV〉根部）を結ぶ仮想断面が Cantlie line（カントリーライン）で，これより右が右葉（前区域〈S5，S8〉と後区域〈S6，S7〉），左が左葉（内側区域〈S4〉と外側区域〈S2，S3〉と尾状葉〈S1〉）です（図 1～図 4）。

肝右葉の S5，S8 と S6，S7 の間には，右肝静脈（RHV）が走行します。また，S5，S8 と S4 の間には，中肝静脈が存在します。S4 と S2，S3 の境界の目印は，門脈左枝の臍部です。

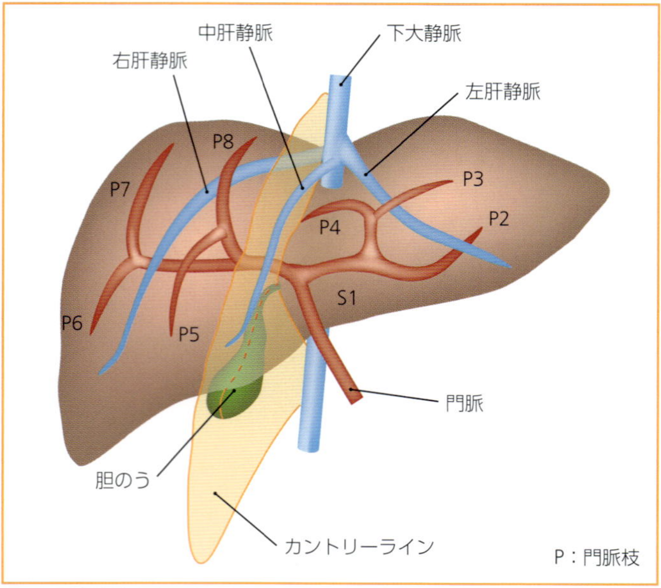

図 1　肝内血流とカントリーライン

S2 と S3 の境界には左肝静脈が走行します。S1 は，門脈左枝横行部より背側に存在します。

各区域（Sx）には，対応した肝内門脈分枝（Px）が流入します。

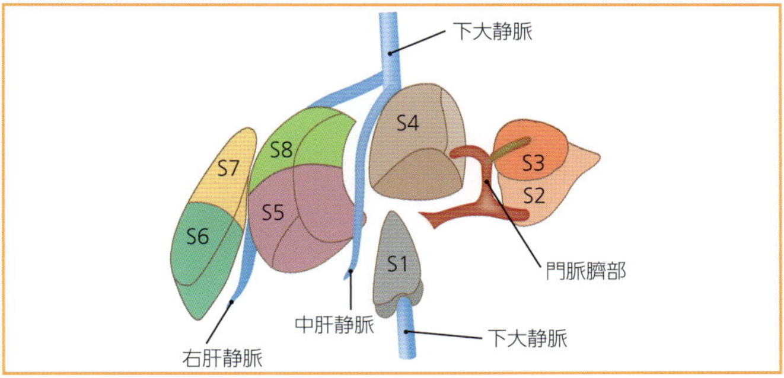

図 2　肝臓亜区域

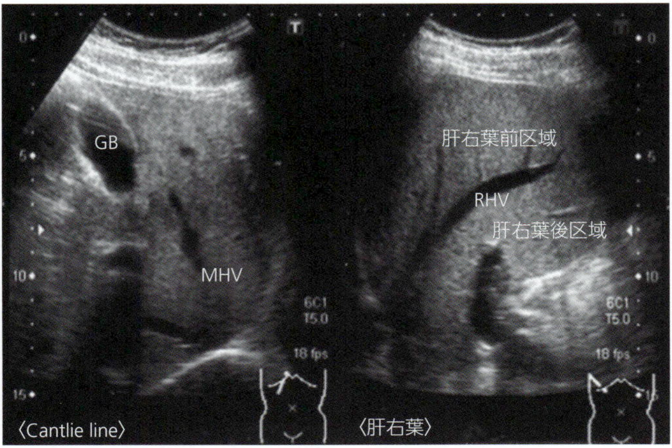

図 3　肝臓エコー画像 1

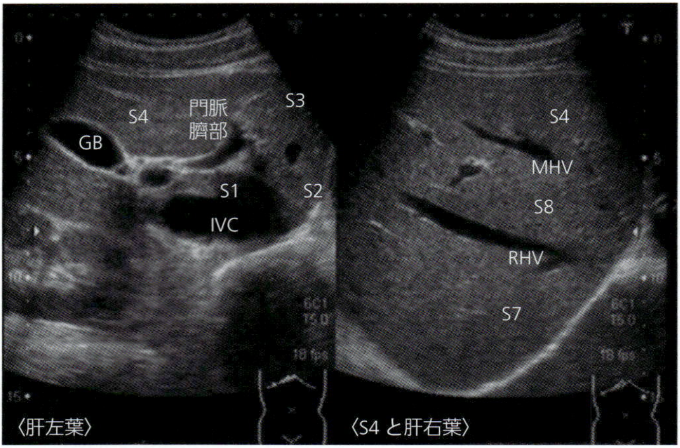

図 4　肝臓エコー画像 2

胆のう・胆管

肝門部で左右の肝管が合流して，総肝管となって門脈の前面を走行します。そこに胆のうから伸びた胆のう管が合流して**総胆管**

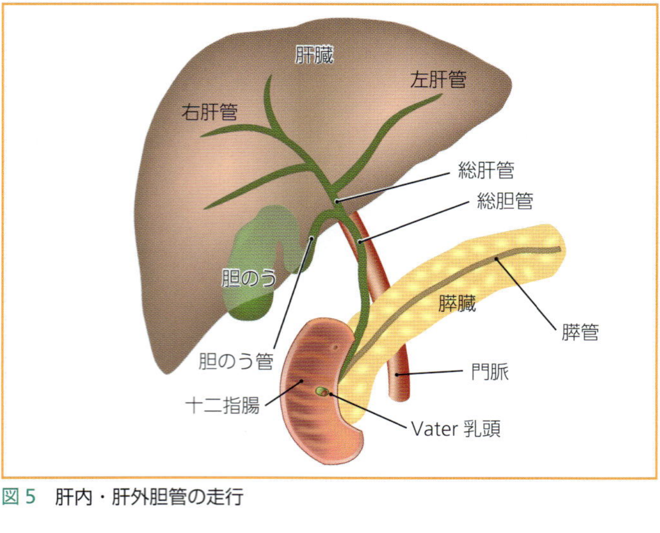

図 5　肝内・肝外胆管の走行

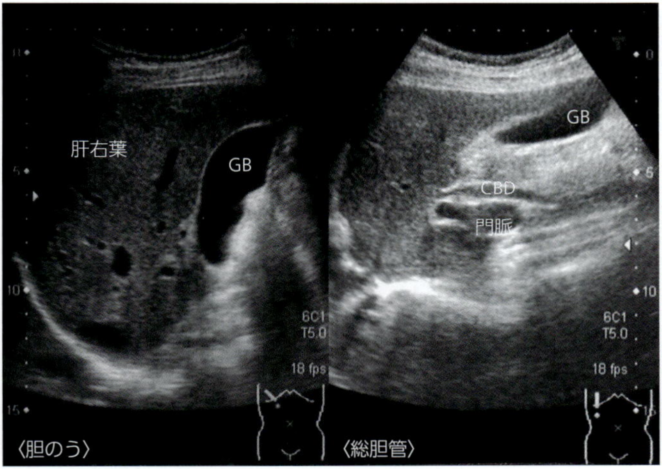

図 6　胆道系エコー画像

(CBD)になります。胆のうは肝右葉・左葉の境界で背側裏面にコバンザメのようにくっついて存在します。門脈が斜め方向に走行して正中に向かうのに対し，総胆管は体軸に対し，より平行に尾側に向かいます(図 5，図 6)。

膵臓と血管

膵臓は，肝左葉と胃の背側に存在し，細長く横走して存在します。門脈左縁より右側の部分が頭部で，そのうち尾側に鉤のように曲がって存在するのが鉤部です。門脈より左側の部分を二等分して体部と尾部と呼びます(図7，図8)。膵臓の中央には膵管が存在します。膵臓の背側には脾静脈(SPV)が走行し，尾側からの上腸間膜静脈(SMV)と合流して門脈となり，右斜め頭側方向に進んで肝臓へ向かいます。

上腹部の主な血管としては，肝左葉の背側の右側に下大静脈が，左側に大動脈(Ao)が体軸方向に走行しています。膵体部の背側で，大動脈から腹腔動脈(CA)と上腸間膜動脈(SMA)が分枝します。

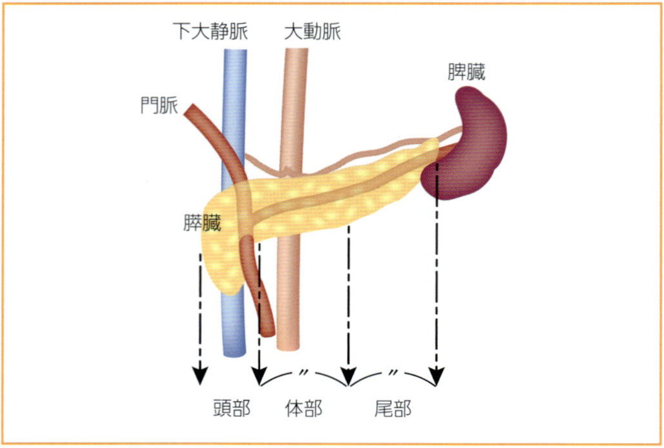

図 7　膵臓と周辺の血管

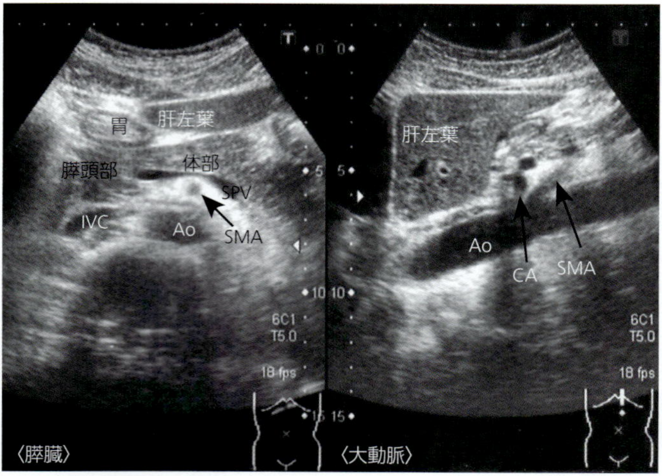

図 8　膵臓周囲エコー画像

腎臓・脾臓

右腎臓は肝右葉後区域のS6下端に接して，より背側に存在し，尾側方向に伸びています。左腎臓は右腎臓と対称の位置（やや頭側）で左側腹部に存在します。脾臓はその頭側に存在します（図9，図10）。

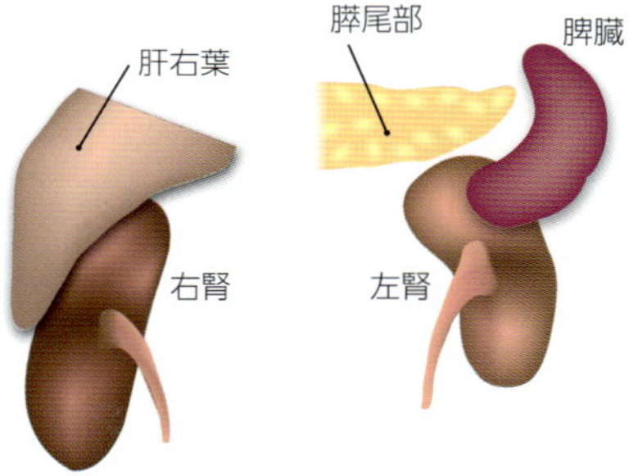

図9　左右腎臓と脾臓

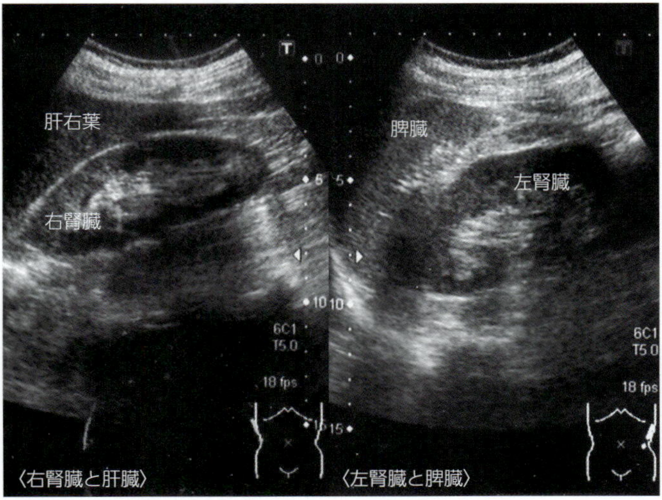

図10　腎臓・脾臓エコー画像

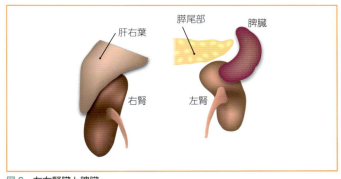

6章 ルーチン検査

最初にルーチン検査のおおまかな流れをボディマークと写真で示します。次に，ルーチン検査をエコー画像付きで説明します。

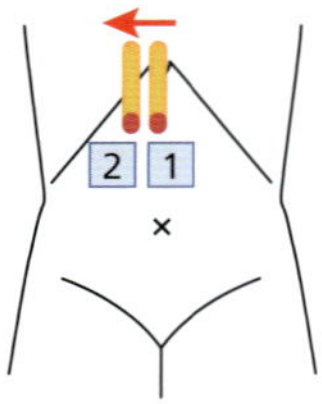

A 肝左葉 1（縦）

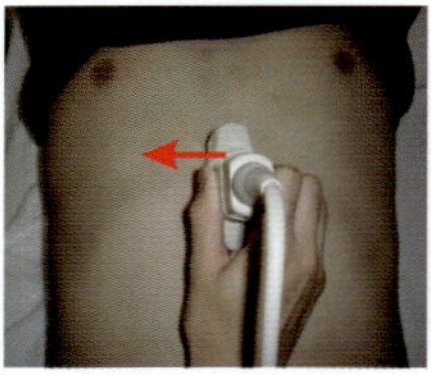

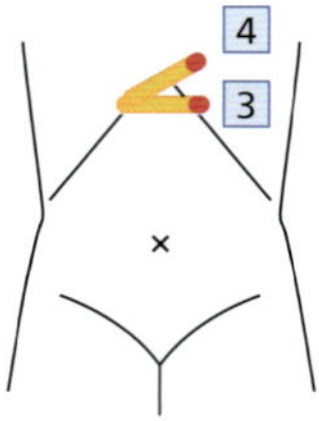

B 肝左葉 2（横）

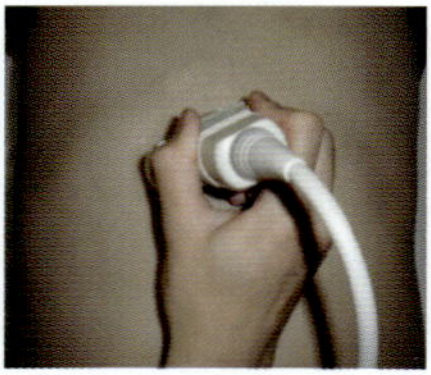

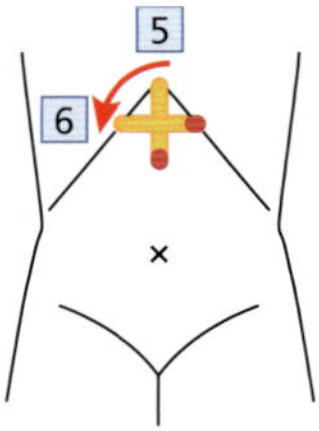

C 膵臓 1

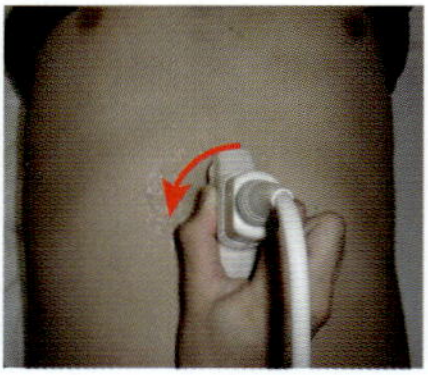

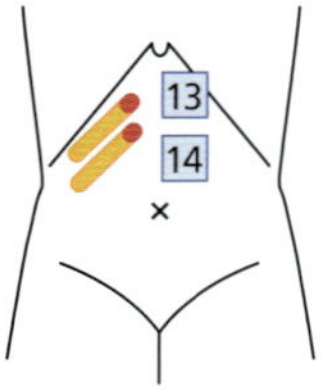

G 右門脈 1・胆のう 1

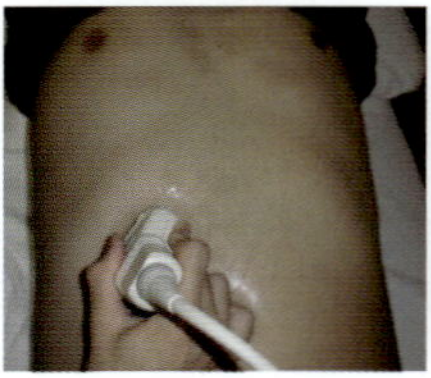

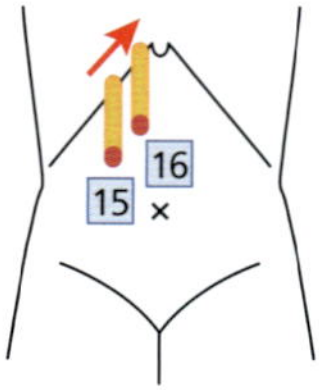

H 胆のう 2・総胆管

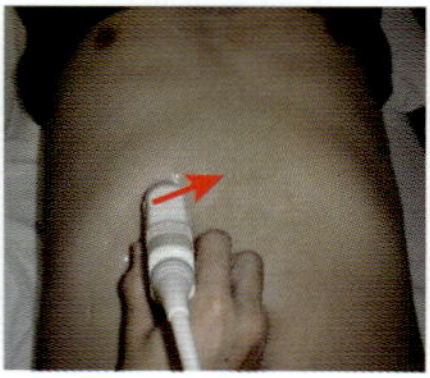

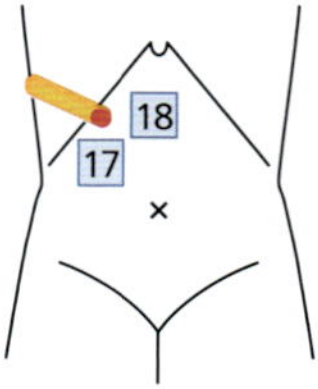

I 胆のう 3・右門脈 2

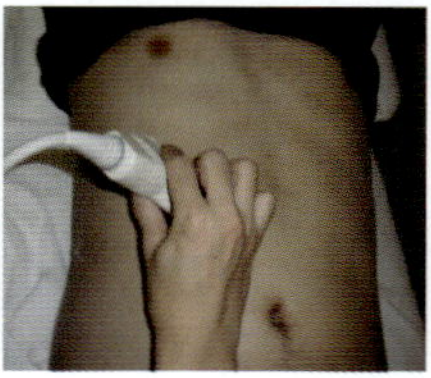

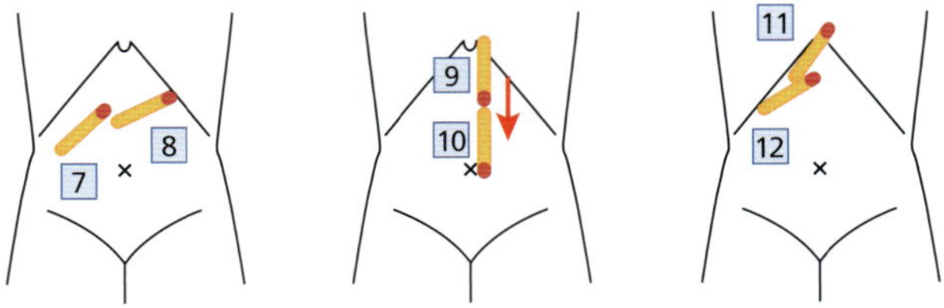

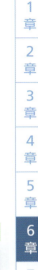

D 膵臓 2 → E 大動脈 → F S4・肝右葉 1

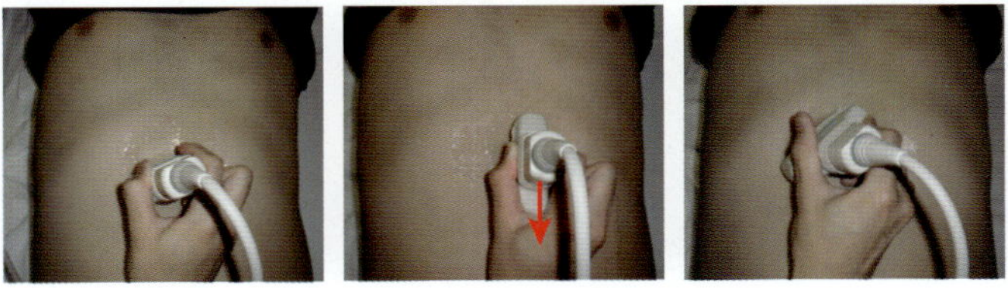

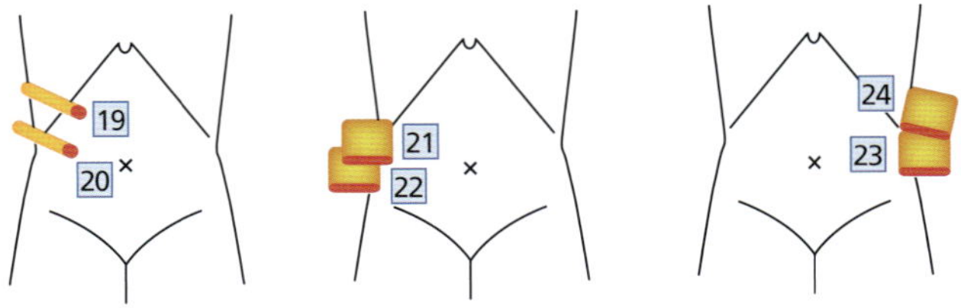

J 肝右葉 2 → K 肝腎境界・右腎臓 → L 左腎臓・脾臓

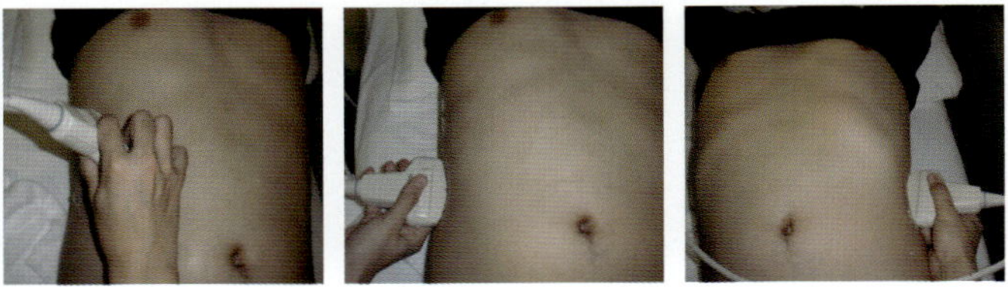

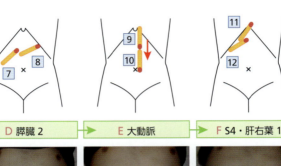

A　心窩部縦走査(肝左葉 1)

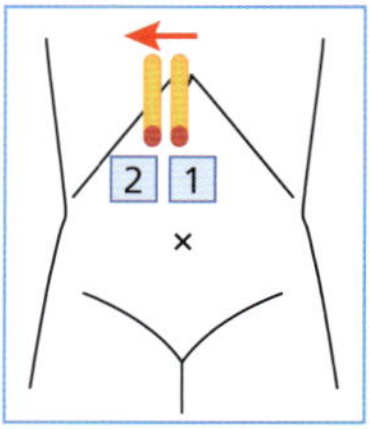

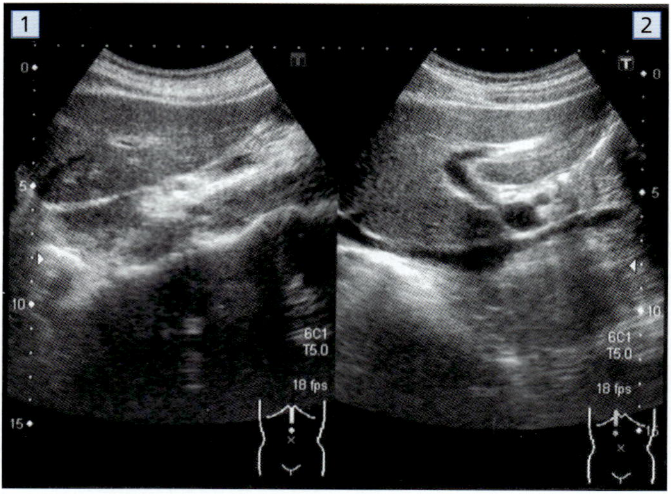

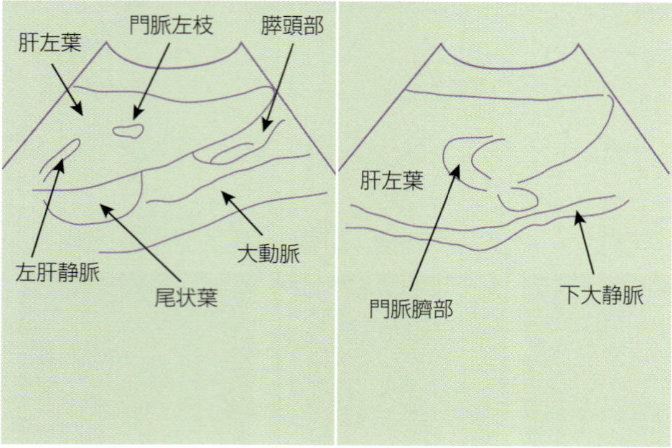

最初に肝臓の観察から始めます。

1 まず，**心窩部正中にプローブを縦に当てて**，吸気で肝左葉を観察します。
どんな体型・疾患でもこの view で肝左葉が見えないことはほとんどありません。ですから，この走査で検査を始めるのが最もいいと思います。プローブの向きがあっているかを画面で確かめます（画面向かって右を尾側にします）。
肝左葉の表面・辺縁・サイズを観察します。頭側に左肝静脈の一部が見えることが多いです。

2 次に，プローブをそのまま**手前（患者の右側）に少し平行移動**します。
そこで門脈左枝の腹側への急峻な折り曲がりである臍部（umbilical portion）が見えてきます。肝左葉の左端から臍部までが外側区域（S2，S3）で，臍部より右側（手前側）が内側区域（S4）です。
背側には下大静脈が見えます。
続けて掃け状の走査で，左葉を左端から内側区域（S4）まで十分に観察し，腫瘍などがないかよく調べます。特に肝左葉の左端は見落としが多い部位です。

1章 2章 3章 4章 5章 6章 7章 8章 9章 10章

B　心窩部横走査（肝左葉 2）

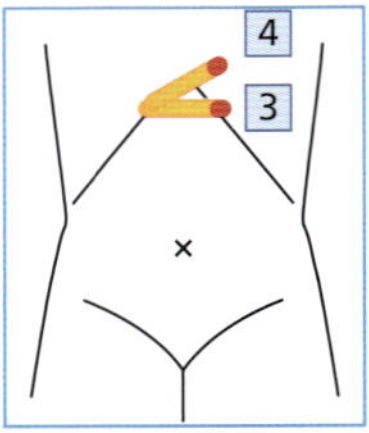

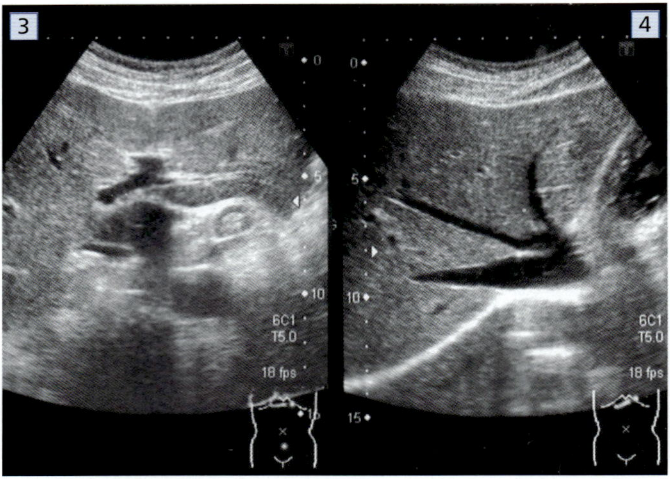

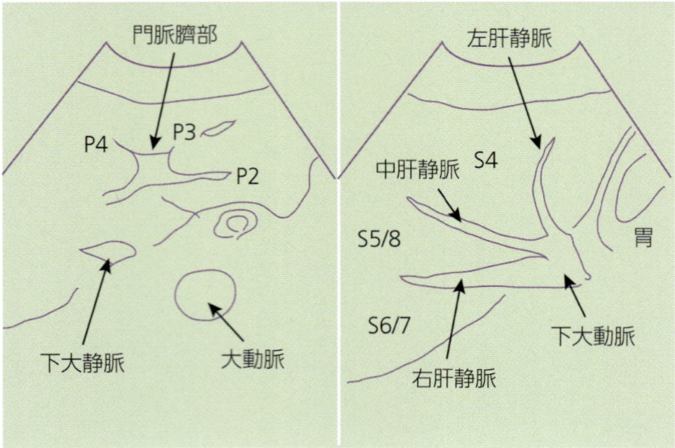

3 心窩部で縦に当てていた**プローブを左に 90 度回転させて横にします**。被験者の左側が，画面の右にくることになります(CT の水平断面と同じです)。
まず吸気で肝臓を尾側に下ろして，門脈臍部を確認します。吸気で息止めをしてもらい，腹壁にプローブを垂直に当てて，上下に動かして臍部の位置を探します。
臍部は，門脈左枝から腹側に急な曲がりを示します。その屈曲の方向(頭側～尾側)は様々であり，縦走査での画像を参考にしてください。
臍部から，左葉の門脈枝(P2，P3，P4)が分かれます。その還流する区域が各 S2，S3，S4 です。

4 次に，プローブを，水平よりもやや**右を頭側に持ち上げた斜め当てにします**(ボディマーク参照)。
軽い吸気で，プローブを見上げるようにして，肝静脈の下大静脈流入部を観察します。肝静脈の見え方は個々人で，またそのときの水分摂取状態などで変化します。くっきりと 3 本の肝静脈が見える場合は，向かって左から，右肝静脈，中肝静脈，左肝静脈となります。このうち右・中肝静脈は，肝臓の区域の境界を走行し，画面左から，右葉後区域(S6，S7)，右葉前区域(S5，S8)，左葉内側区域(S4)となります。
掲示した画像のように肝静脈がしっかりと見えなくても異常所見ではありません。
吸気で肝静脈はやや細くなります。心不全の場合は，肝静脈も下大静脈も開いたままで径の変動がありません。
なお，門脈の壁は厚みがあり白い縁取りが見られますが，肝静脈は壁が薄くて縁取りがありません。両者の区別に困ったら，血管壁を見てください。

C 上腹部縦・横走査(膵臓 1)

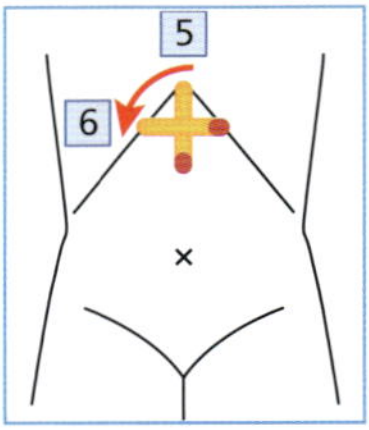

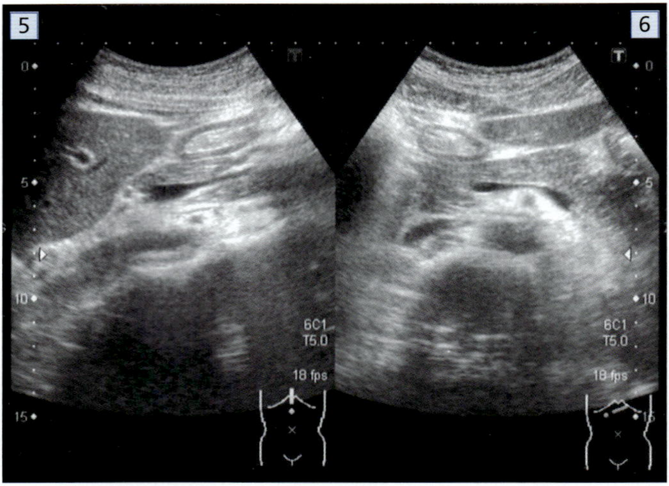

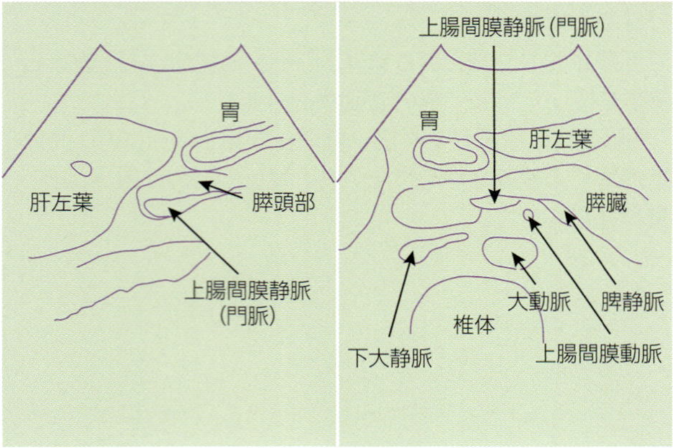

膵臓の観察は難しいとされます。これは，腹壁表面から距離があり，膵臓前面に消化管のガスがあったり，肥満者では皮下脂肪があったりして，ビームが届きにくいからです。

しかし初心者の場合は，まずどこに膵臓があるかがわからないため，心窩部でいきなりプローブを横に当てて観察し，まったく見えないとあきらめる場合が多いと思います。

5 まず，吸気でプローブを心窩部で縦当てにし，肝左葉の尾側背側で画面に水平方向に走る上腸間膜静脈（門脈）を探してください。これは心窩部のほぼ正中で見つかります。
この上腸間膜静脈は膵臓の頭部を貫くように走行します。ですから，上腸間膜静脈が描出できれば，そこに膵頭部があるわけです。その腹側には胃があります。提示しているエコー画像はやせている人のものですが，肥満者では膵臓はもっと深部にあります。

6 膵頭部の位置がわかったら，画面をフリーズして，右画面を開きます。その位置でプローブを反時計方向に 90 度回転させると，膵頭部～体部を含む断面が見えてきます（写真右）。
わずかにプローブ右を頭側に上げたやや斜めの断面が膵臓の長軸になります。腹部エコー検査のなかで，最もプローブの押し付けの力が必要な部位の一つです。
ガスの影響などで，膵臓が最もきれいに見える条件は変わります。左画面で膵頭部の深さを確認しながら，呼気～深吸気まで行ってもらい，最適の位置で息止めをしてもらいます。軽い吸気の位置（胃が尾側に移動し，肝左葉が window になる）で最もきれいに描出されることが多いです。
横走する脾静脈が見え，膵臓はこの上に乗っかるように存在します。膵体部の背側に小円形に見えるのが上腸間膜動脈の輪切り像です。
膵臓頭・体部の背側には，向かって左に下大静脈が，右に大動脈が見えます。もう一度，正常解剖図を参照してください。

ポイント
膵臓の描出は，心窩部縦当てで上腸間膜静脈を探し，左 90 度回転で。

D　上腹部横走査（膵臓 2）

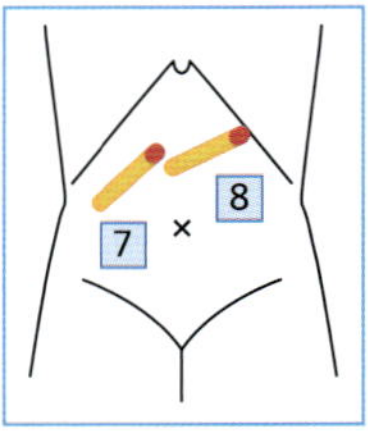
8
7
×

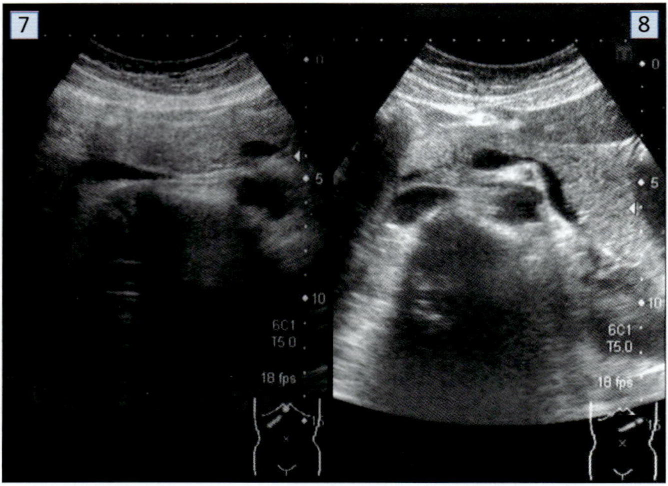
7
8
6C1
T5.0
18 fps
6C1
T5.0
18 fps

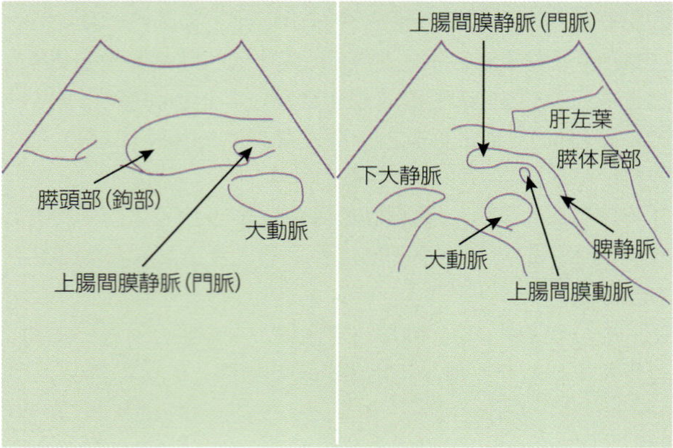
膵頭部（鉤部）
大動脈
上腸間膜静脈（門脈）
上腸間膜静脈（門脈）
肝左葉
膵体尾部
下大静脈
大動脈
脾静脈
上腸間膜動脈

膵臓の観察を続けます。

7 膵頭部は，右側で尾側方向にカギのように曲がっており，そのカギの部分は**鉤部**と呼ばれます。鉤部を含む膵頭部の観察には，横当ての**プローブを向かって左方向に動かし，左回転させて斜め当てにする**必要があります（ボディマーク参照）。吸気でプローブを押し付けての観察が適しています。

8 次に**膵尾部**の観察です。**プローブを水平方向に戻して**，正中から向かって右方向に体部を追っていきます。
尾部は体部から，左頭側方向に伸びていきますので，**プローブを右上がりにして**，押し付けます。このとき吸気で，肝左葉が十分尾側に下りてくれば，window となって見えやすくなります。
実際には胃のガスなどで，尾部全体が完全に描出されることはまれです。できるだけプローブを押し付けて，観察するように努めてください。

E　上腹部縦走査（大動脈）

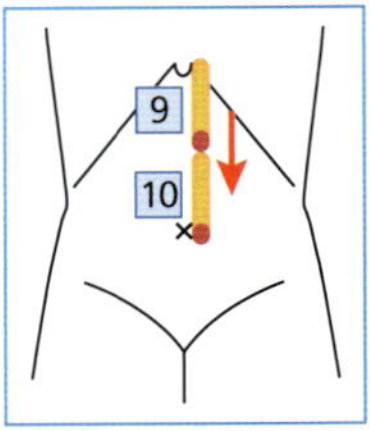

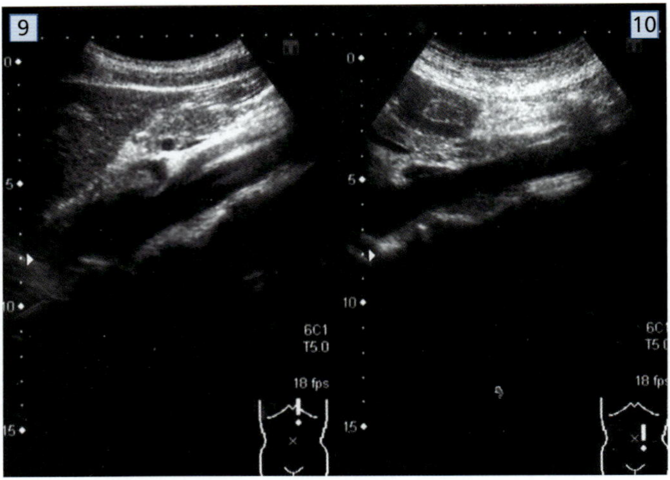

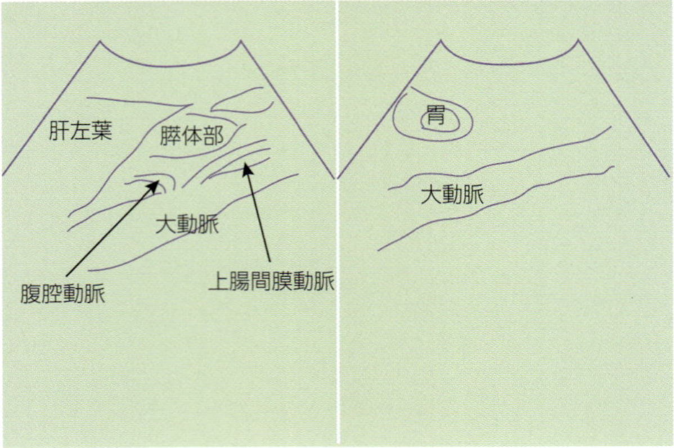

続いて大動脈の観察を行います。

9 プローブを心窩部正中で縦当てにし，肝左葉と膵が描出できる断面にします。
ここからプローブを向かって右（被験者の左）方向へ少しだけ平行移動させると，大動脈が描出されます。大動脈は一相性の拍動がありますので，容易に認識できます。膵体部の背側で，大動脈から 2 本の分枝が腹側に出ているのが観察できます。頭側へ向かうのが腹腔動脈，尾側へ向かうのが上腸間膜動脈です。
観察の主体は大動脈近傍のリンパ節腫大の有無などです。プローブを平行移動や掃け状走査で動かして観察を行います。腫瘤の存在が疑われた場合は，プローブを左に 90 度回転させて，横当てでチェックしてください。

10 次に，縦当てしたプローブをそのまま尾側に移動させて，大動脈の観察を続けます。ここでは呼気の方がよく見えることが多いです。石灰化・蛇行などの動脈硬化の所見や，腹部大動脈瘤の有無などを調べます。

F　右上腹部斜め走査 1（S4・肝右葉 1）

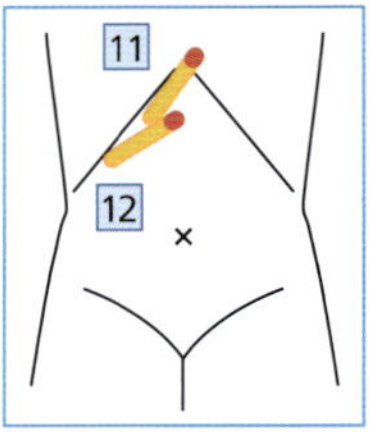

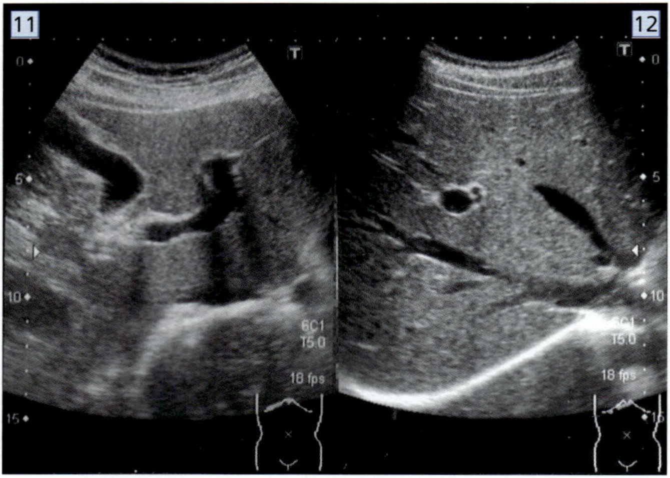

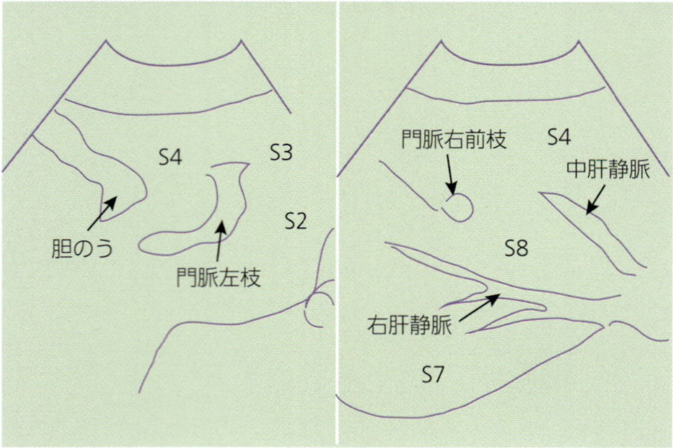

膵臓の後に，肝臓の観察に戻ります。

11 **プローブを心窩部～右季肋部に当て，右を挙上させて斜めにします**。この位置で深吸気とし，門脈臍部を描出します。画面左に胆のうも見えるようにします。胆のう，門脈左枝（水平部・臍部）に囲まれた区域が，肝左葉内側区域（S4）です。この位置で，プローブを見上げるようにすると，S4 が頭側まで観察できます。

12 **プローブを季肋部で向かってやや左方向の尾側にずらします**。ここで深吸気で肝右葉を観察します。プローブを強く見上げると，右肝静脈と中肝静脈が下大静脈に注ぐ view が得られます。
その肝静脈の間に輪切りに見える血管が門脈の右前枝です。
解剖のところで触れたように，右肝静脈より背側に当たる部分の肝臓が，右葉後区域（S6，S7）になり，そのうち頭側が S7 です。また，右肝静脈と中肝静脈に挟まれた区域が右葉前区域（S5，S8）で，頭側が S8 です。中肝静脈より腹側（体の左側）は，左葉内側区域（S4）です。
最後に，深吸気で**プローブを可能なかぎり見上げにして**，肝右葉の S8 を頭側いっぱいまで観察してください。この view で，腫瘍が見つかることも多いのです。

G　右上腹部斜め走査 2（右門脈 1・胆のう 1）

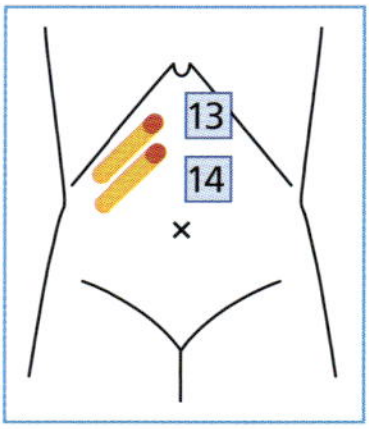

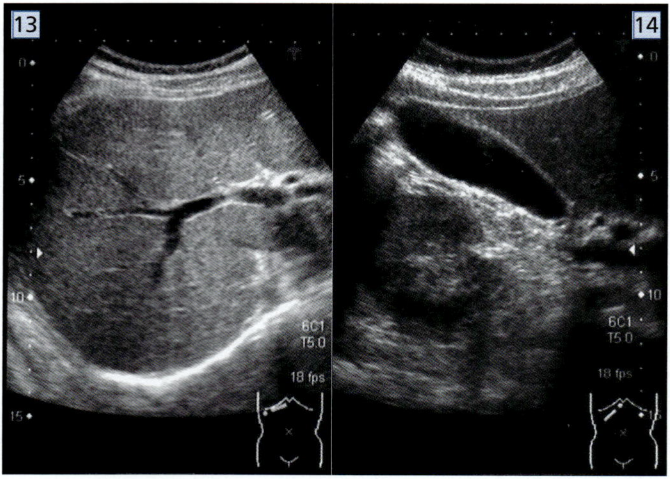

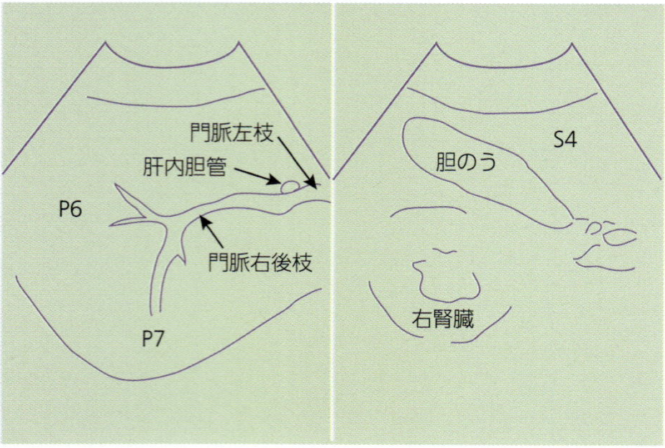

次に肝右葉の尾側部分の観察に移ります。

13 **吸気・右肋骨弓下斜め当てでプローブを腹壁に垂直にして門脈の右後枝**を探してください。これは，右・中肝静脈が見える断面 12 からやや見下げるようにすると描出できます。腹側に出る枝が P6 で，背側に出る枝が P7 です。それぞれの還流する区域が，肝右葉後区域の S6 と S7 です。

14 そのまま，**さらにプローブを尾側にずらして胆のう**を描出してください。吸気で息止めをさせ，扇状の走査で，胆のうの内腔・壁を十分観察してください。

H　右上腹部縦走査（胆のう 2・総胆管）

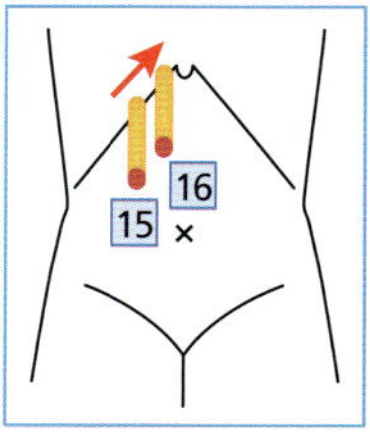

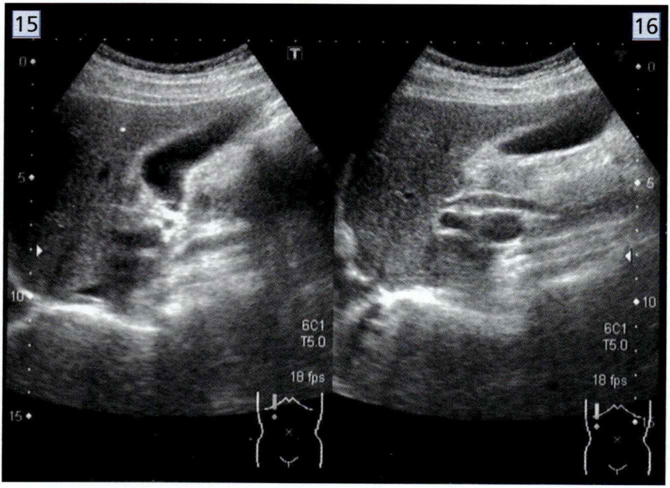

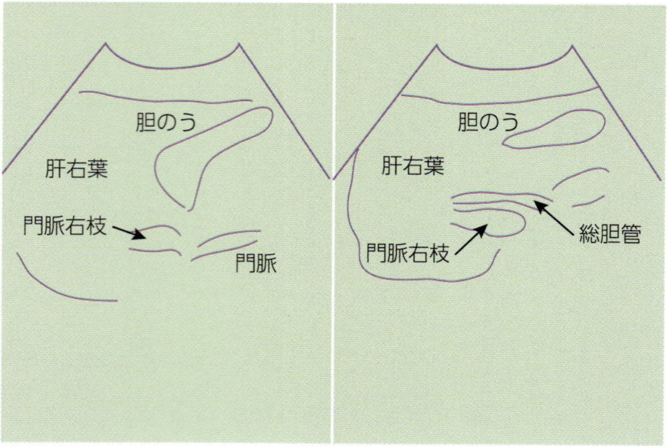

次に胆のうから総胆管の観察に進みます。総胆管の観察は，膵臓と並んで腹部エコーで最も難しいといわれる部分です。

15 まず，**右季肋部でプローブを縦に当てます**。ここで深吸気で**胆のう**を描出します。胆のうの観察は，これが二方向目になります。

16 **総胆管**の描出方法はいくつか知られていますが，ここでお勧めするのは，おそらく初心者には最も わかりやすい方法ではないかと思います。
まず，**深吸気・右季肋部縦当てで胆のうを描出し**，そのまま息止めを続けてもらって，**向かって右斜め頭側方向にプローブを平行移動します**（ボディマーク参照）。
これによって，門脈が右枝から本管に移行するのにつれ，その腹側にもう 1 つの管腔が描出されます。これが**総胆管**（厳密には総肝管→総胆管）です。描出のポイントは，吸気持続と強い押し付けです。
門脈が斜め方向に走るのに対し，総胆管は斜めから対軸に平行な方向へと向きを変えます。ですから，縦当てでプローブを滑らせると総胆管が長軸方向に切れやすくなるのです。

ポイント
総胆管の観察は，まず深吸気の右季肋部縦当てで胆のうを描出し，向かって右斜め上方向に平行移動で。

右肋間走査 1（胆のう 3・右門脈 2）

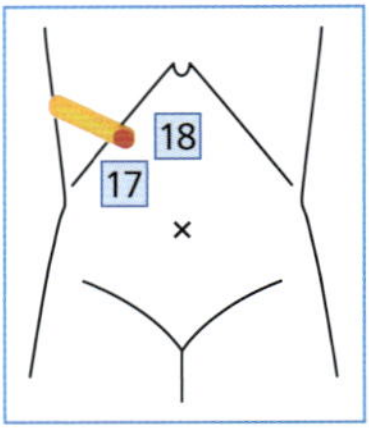

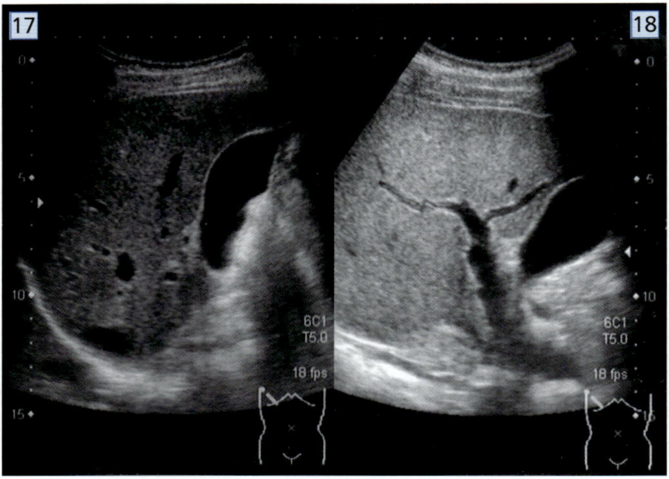

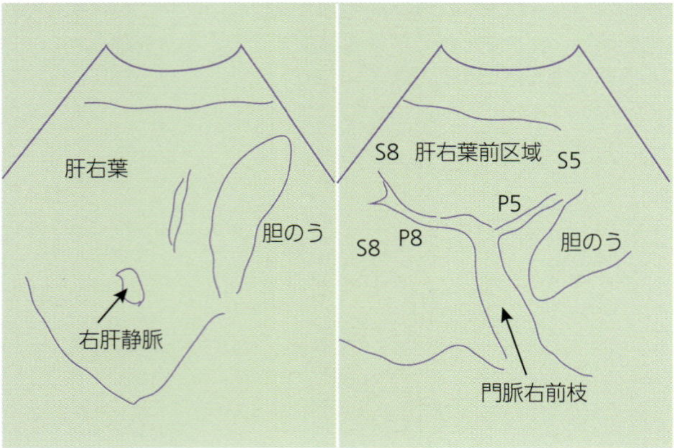

次に，右肋間に移動します。

ここでプローブにゼリーを塗り加え，被験者に「右側が冷たいですよ」と伝えて，検査を継続するのがいいでしょう。

17 まず，**前腋窩線レベルの右肋間（第 7 肋間辺り）にプローブを当てます。**

肝右葉が window として必ず前面にあり，ほぼ長軸で観察ができるので，胆のうの観察は右肋間からが最も適しています。いくつかの肋間にプローブを当て，最も胆のうがよく見える肋間を選択します。

その肋間で，最も胆のうがきれいに描出される呼吸の位置を決めます。一般的に肥満者は吸気で，逆にやせている被験者では呼気で胆のうがよく描出されます。

18 同一肋間で吸気とし，**プローブをやや見上げ，または見下げる**と門脈の右前枝が描出されます。尾側方向の末梢へ分かれていく枝が S5 へ流入する門脈枝（P5）で，頭側方向の枝が S8 への門脈枝（P8）です。

ここで，肋間に当てたプローブで扇状の走査を行うことにより，肝右葉前区域（S5，S8）をくまなく観察してください。

J　右肋間走査 2（肝右葉 2）

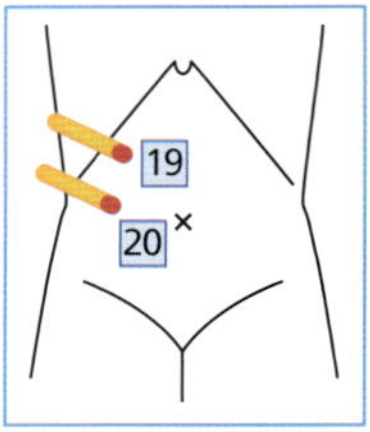

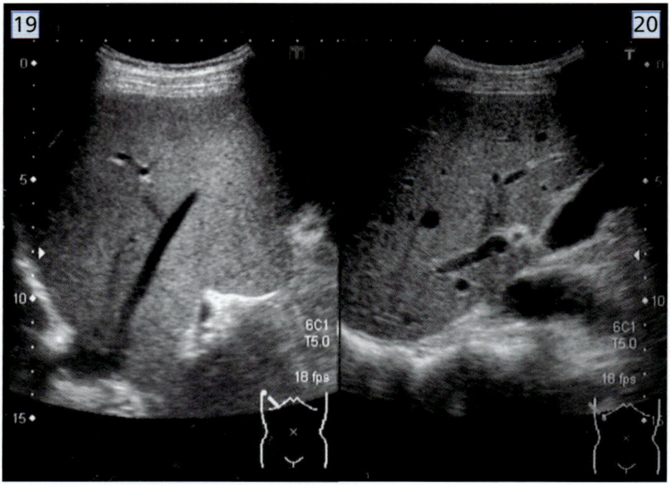

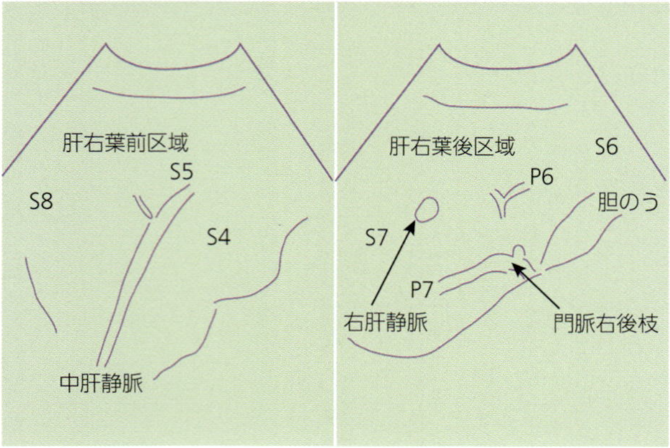

19 門脈右前枝を観察した肋間で，**深吸気でプローブを見上げる**と，**中肝静脈**が見えてきます。
この中肝静脈を境界とし，画面向かって左が肝右葉前区域(S5，S8)，右が肝左葉内側区域(S4)になります。

20 次に，門脈右前枝を観察した肋間から，**1つ尾側の肋間に移動します**。
ここでプローブを見上げることで，さきほどの門脈前肢を再度描出します。
そこからゆっくりと**見上げを解除して，見下げ方向にプローブを動かす**と，前肢が見えなくなると同時に，**門脈後枝**の立ち上がりが輪切りのように描出され，さらに後枝が頭側と尾側に分かれて見えてきます。画面左方向に向かうのがS7を還流するP7，右方向に向かうのがS6へ流れるP6です。
ここでも扇状走査を行って，肝右葉後区域(S6，S7)を十分観察してください。

K　右側腹部走査（肝腎境界・右腎臓）

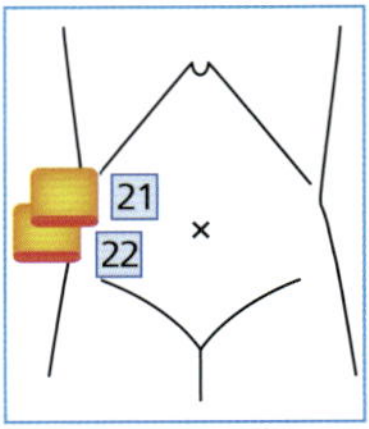

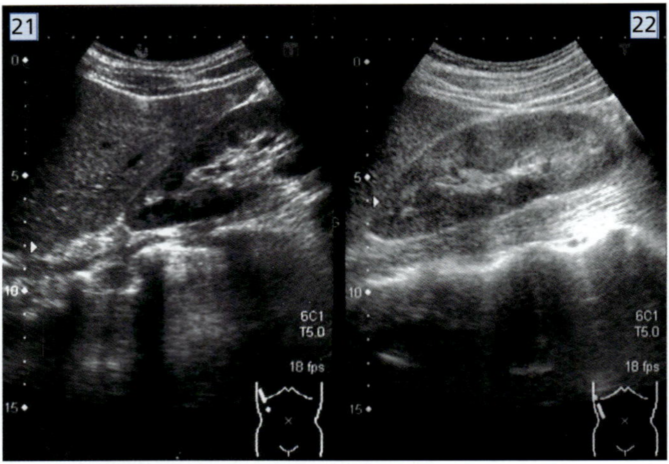

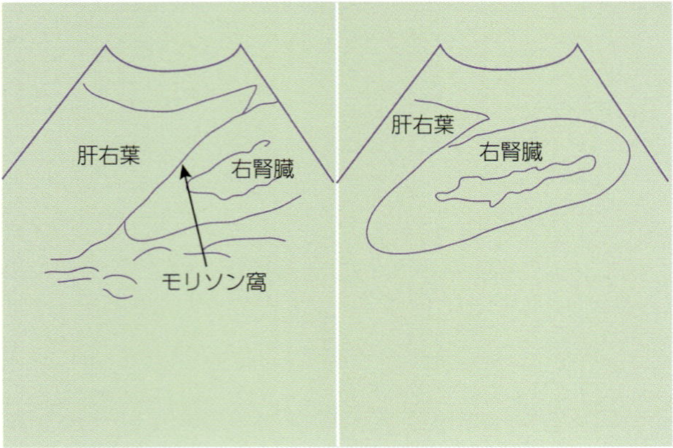

21 続いて**プローブを完全に水平方向にして，中〜後腋窩線に移動させて**，肝臓と腎臓の境界を観察します。
この境界部が**モリソン窩**で，low echo の存在は腹水貯留を意味します。また，脂肪肝の診断では，肝臓と腎臓のエコー輝度の差を見ますので，非常に重要な観察部位です。

22 そのまま**プローブを尾側に移動し**，吸気で押し当てます。**右腎臓**の全範囲が描出されるような位置を探します。深吸気で，プローブを強く押し付けることが大切です。
右腎臓が描出されたら，そこで息止めをさせ，扇状走査で，腎臓が見えなくなるまで，見上げと見下げに最大にプローブを振って観察を行います。
この走査により，のう胞などの腫瘍性病変が腎臓辺縁にある場合の見落としを減らせます。

L　左側腹部走査（左腎臓・脾臓）

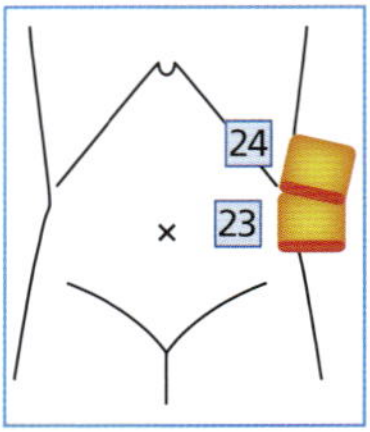

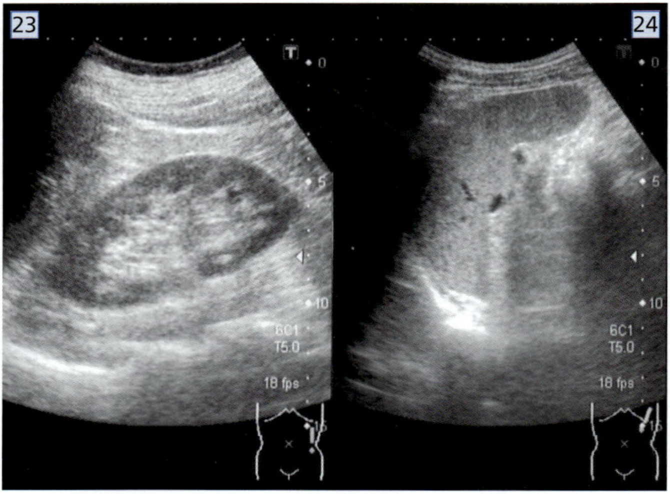

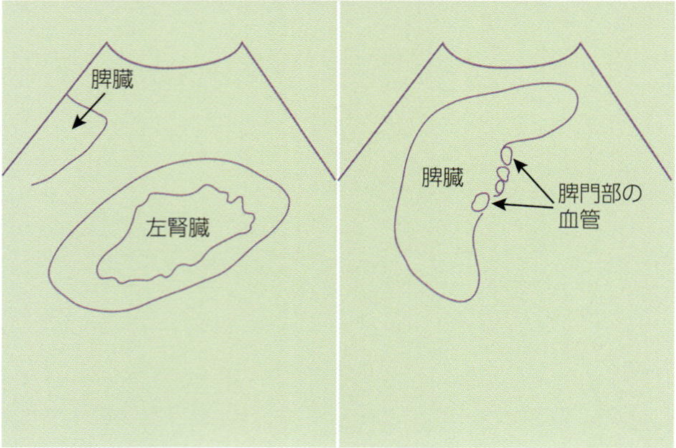

次に左側腹部の観察に移ります。

前述したように，ここで検査台の端に腰掛けるように移動してください。その方が，左の背側まで十分手を回して観察が行えます。

またここでも，プローブにゼリーを塗って，被験者に「左側が冷たいですよ」と伝えてから，観察を始めてください。

この本でのプローブの向きは，**画面の右が腎臓・脾臓の尾側**としています。

23 **プローブを水平にして，左側腹部で，中〜後腋窩線に当てます**。深吸気で強くプローブを押し当てると左腎臓が見えてきます。
見えない場合は，当てる場所をより背側にしてください。腎臓は後腹膜に存在し，意外と背側に位置します。
右と同様に，扇状走査で端から端まで観察してください。

24 次に脾臓を観察します。左腎臓の観察時に，その頭側（画面左）に脾臓の一部が見えていることが多いと思います。左腎臓が見える位置から，**プローブをより頭側にずらし，水平から肋間に沿うように斜め当てに変えます**。深吸気で，肋間に当てたプローブを扇状に振って，脾臓の最大断面を描出するようにしてください。脾臓のサイズ計測は 7 章で説明します。

7章 検査の工夫とコツ

6 章でルーチン検査の基本的な方法を示しました。この章では，一般事項での追加説明，ルーチン検査における工夫とコツを記載します。

一般事項

focus の調節

- 通常の検査において，focus（▷）は画面の中央のあたりに置いておいて構いません。しかし，腫瘍などが疑われるエコー像がある場合は，focus をその深さに移動してください。それによって異常エコーの性質が明らかになることがあります。
- 図 1 は肝右葉表面ののう胞のエコー像です。中央に focus（○）がある左画面では，後方エコーの増強が見られますが，その原因ははっきりしません。focus を腹壁近くに上げると，肝表面に存在するのう胞（○）が明らかになります。

ドップラーの使用

- ルーチン検査でドップラーは，主に，管腔構造か血管かどうかの判定の際に使います。
- ドップラーエコーでは，プローブに近づく方向の血流は赤色に，遠ざかる血流は青色に見えます。
- 図 2 は肝静脈の下大静脈流入部で，左が通常の B モード，右がドップラー画像です。図右に血流の向きを ⟹ で示しています。中肝静脈は下向きの流れなので青色に，右肝静脈の分枝は上向きなので赤色に見えています。
- 図 3 は肝門部の走査で，総胆管と血管（門脈や肝動脈）の違いを見ています。管腔が総胆管かどうかはっきりしない場合は，その同定にドップラーを使いましょう。2 画面で左に B モード，右にドップラー画面を出して比較します。総胆管はドップラーでは無信号です。

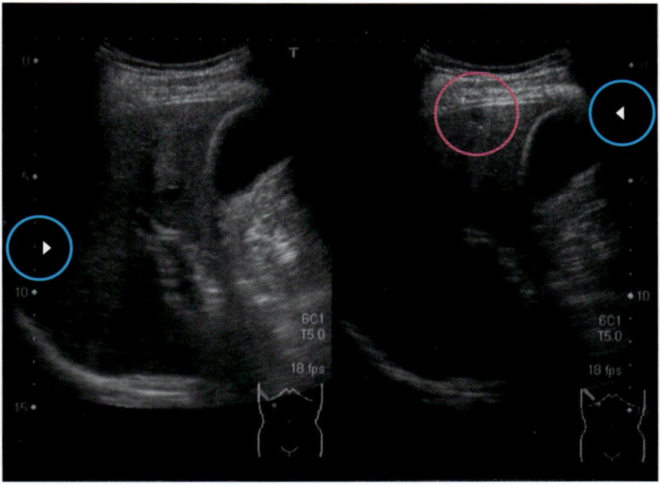

図 1　focus の調節

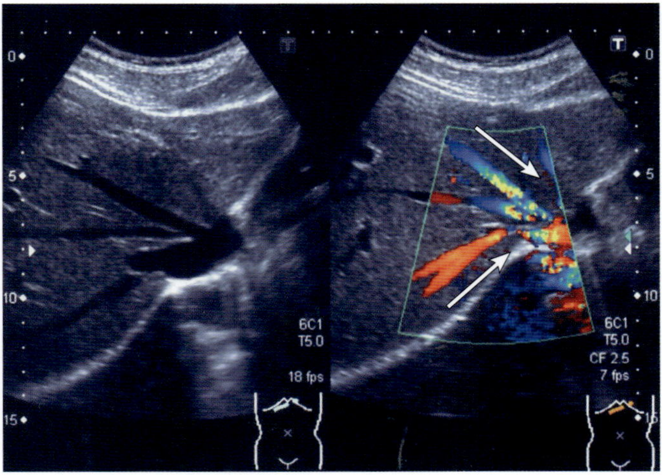

図 2　ドップラーの使用―肝静脈

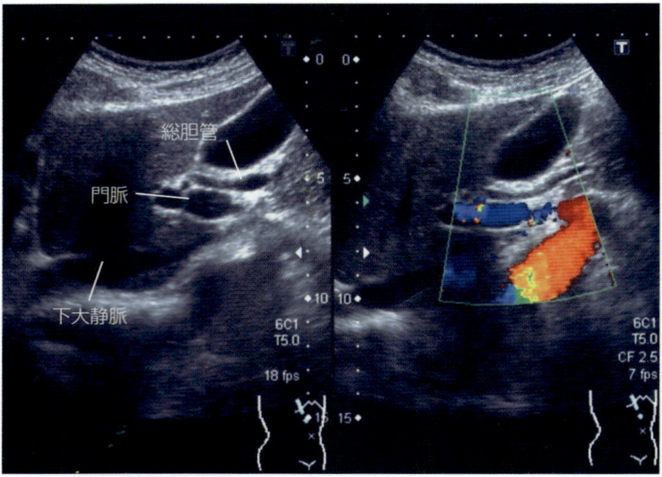

図 3　ドップラーの使用―総胆管

- 閉塞性黄疸の場合には，肝内胆管とそれに伴走する門脈を区別する際に使われます。
- また，腎臓内の管腔構造が，腎盂拡張なのか，血管なのか，の区別にも使えます。図 4 では，管腔が血管であることがわかります。
- ドップラーの他の用途として，**腫瘍の血流の評価**があります。肝腫瘍や胆のうポリープ，腎腫瘍などで血液の流入を見ることで，その腫瘍の特徴（悪性か否か）が判断できる場合があります。

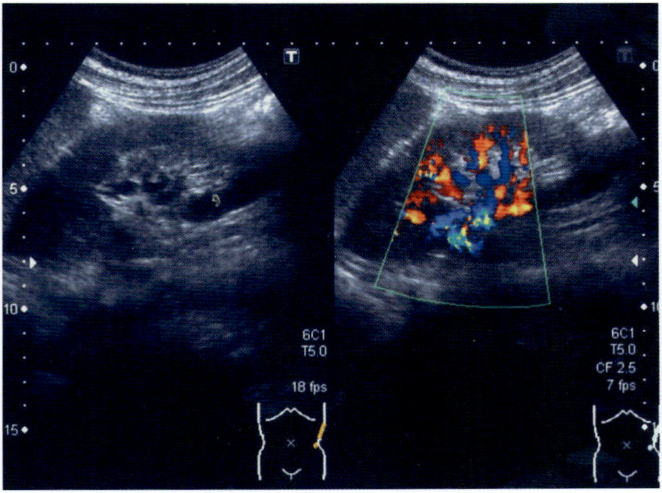

図 4　ドップラーの使用―腎臓

体位変換

- この本でお勧めする体位変換は，**左側臥位**と**座位**の 2 つです。
- 特に左側臥位は重要です。腸管ガスが多くて，肝門部の走査で胆のう・総胆管などがはっきり観察できないときは，すぐに左側臥位(90 度)にしましょう。胃のガスが重力の関係で体の右側に移動し，肝門部がよく見えることがあります。図 5 の画面左が背臥位，右が左側臥位の肝門部の画像です。左側臥位で総胆管と門脈がはっきりと描出されます。また図 6 は胆のう～肝左葉内側区域(S4)の画像で，左側臥位で明瞭化しています。
- 体位変換のもう 1 つの利点は，それに伴って移動する胆のう結石の確認です。図 7 でわかるように，背臥位から左側臥位にすることで，胆のう内の高エコー(⇒)が移動しており，結石と確認できます。

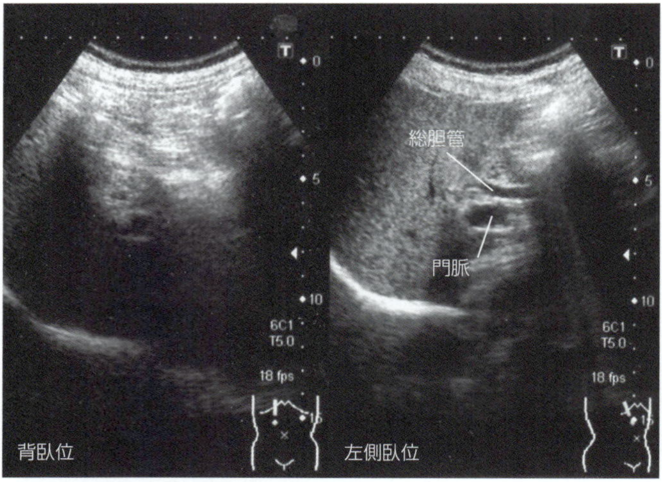

図 5　体位変換—左側臥位（肝門部）

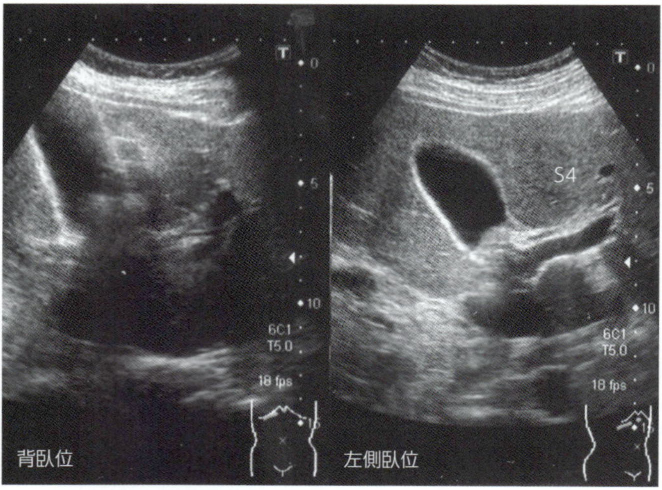

図 6　体位変換—左側臥位（胆のう～S4）

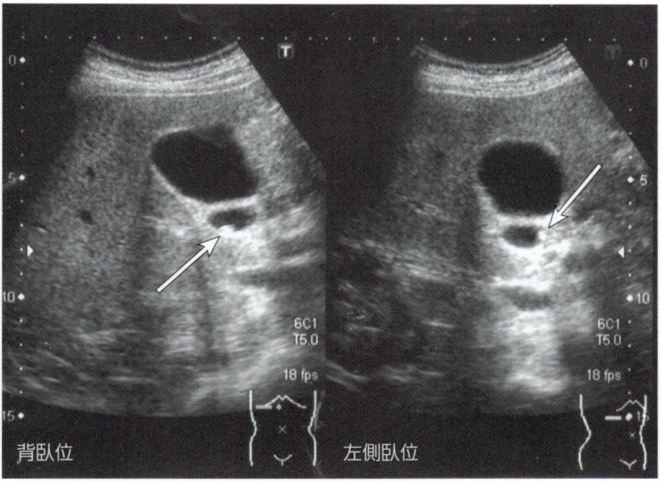

図 7　体位変換―左側臥位（胆のう結石の移動）

- 膵臓が見えにくい場合は，座位にしてみるとよい場合があります。この姿勢にすることで，胃や腸管のガスが頭側に移動するとともに肝臓が尾側に下がってくることで膵臓が見えやすくなります。図 8 左（背臥位）ではガスに隠れていた膵臓が，右（座位）では明瞭に観察できます。座位で背側に両手をベッドについてもらいますが，被験者にとってはややつらい姿勢なので，長い時間の検査は難しいです。

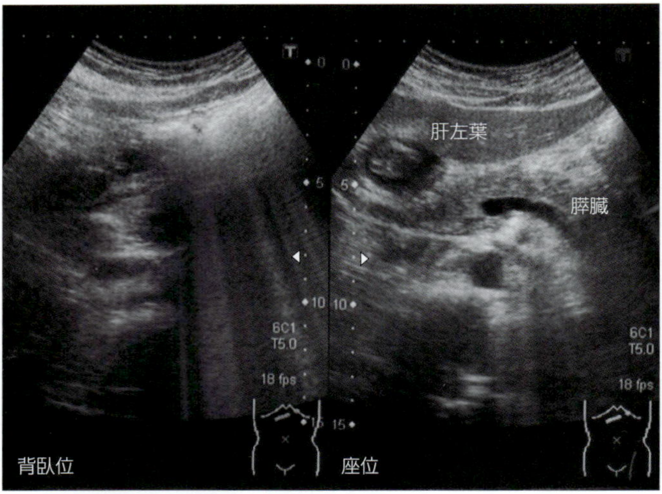

図 8　体位変換―座位（膵臓）

ゼリーの塗り方

- 前述したように，ゼリーはプローブの体表に接する面に塗ります。体に塗ると不必要に多い量になり，拭き取りにくくなります。
- 検査部位が変わるとき（図 9〈上腹部→右肋弓下→右肋間/側腹部→左側腹部〉）には，ゼリーをプローブに塗り足します。塗り足す前に，検査が終わった部位に残ったゼリーをプローブでこすり取るようにするといいと思います。そうすることで，ゼリーの必要量が減り，終了後に拭き取りやすくなります。

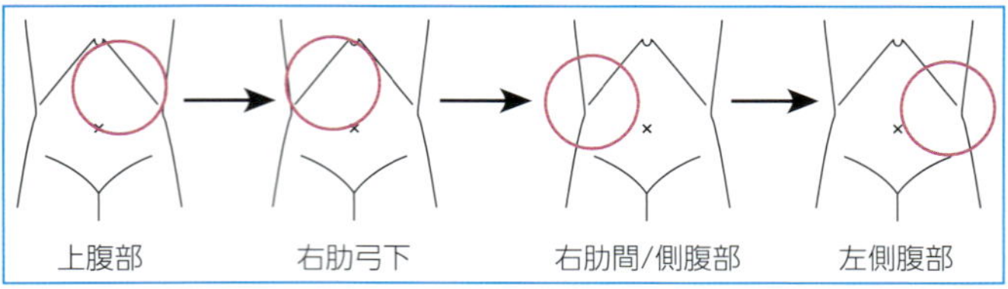

図 9　ゼリーの塗り足し

呼吸法

- 基本的には，**吸気の息止め**で観察を行うことが多いです。腹式呼吸をしてもらうように説明し，「大きく息を吸ってー，止めます」……「楽にしてください」または「息を吐いてください」などと声をかけます。この呼吸はとても重要で，息止めができないと十分な観察ができず，いい画像が撮れません。また，声かけのタイミングが悪いと，ずっと息止めをしたままで苦しくなることがあります。
- 外国人の場合，英語で息を吸って・吐いては「breathe in · breathe out」と声かけをします。

ルーチン検査

肝左葉―縦当て

- 見落としが多いのは，肝左葉の左外側部分の腫瘍です。掃け状走査を十分に行って左葉外側が切れるまで観察しましょう。図10は左葉外側縁に存在する肝のう胞です。辺縁まで十分に観察しないとこれくらい大きいものでも見落とされます。
- また左葉の腹壁に近い部分の外側区域（S3）やS4も意外と見落としが生じます。縦当ての掃け状走査がとても大事になってきます。
- もし，腫瘍性病変が疑われたら，必ず画面中央に持ってきて，プローブ部を左に90度回転させ，2方向で腫瘍として認識されるかを確かめてください。血管の横断面であれば，血管の長軸が切れるはずです。

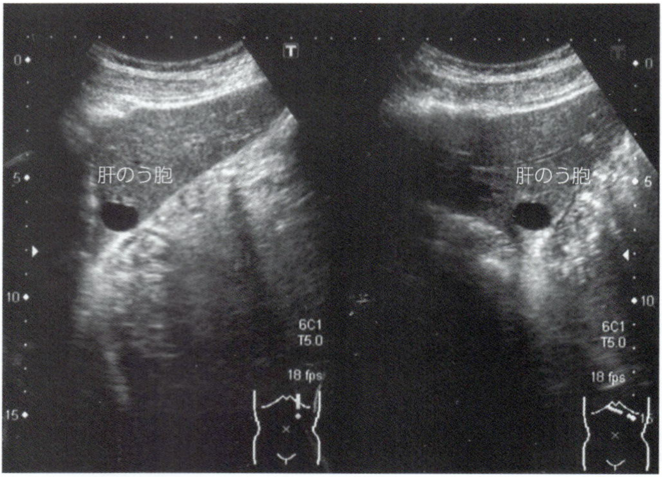

図 10　肝左葉―辺縁

肝左葉―横当て

- 門脈臍部の観察は，十分な吸気で行ってください。できるだけ，P2，P3，P4 の各門脈枝が臍部から分かれていくのが見える断面で写真を撮りましょう。
- 門脈臍部の左右または各分枝の臍部側内側に沿うように別の管腔がはっきりと見えてきた場合は，肝内胆管の拡張が疑われます。その場合は，右門脈に沿う右肝内胆管や総胆管の拡張の有無を調べましょう。
- 門脈臍部の腹側から拡張した血管が腹側尾側に存在する場合は，シャント血管です（図 11）。肝硬変で門脈圧が亢進した場合に見られます。
- 肝静脈の下大静脈流入部は，門脈臍部よりも頭側に位置しますので，プローブをより見上げにする必要があります。吸気は必要ですが，深吸気だと見えにくくなります。肝静脈は吸気で収縮し，呼気で拡張するためです（図 12）。

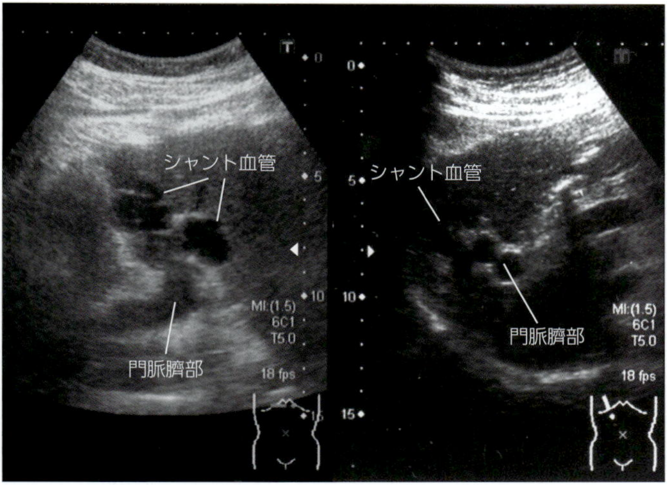

図 11　肝左葉―シャント血管

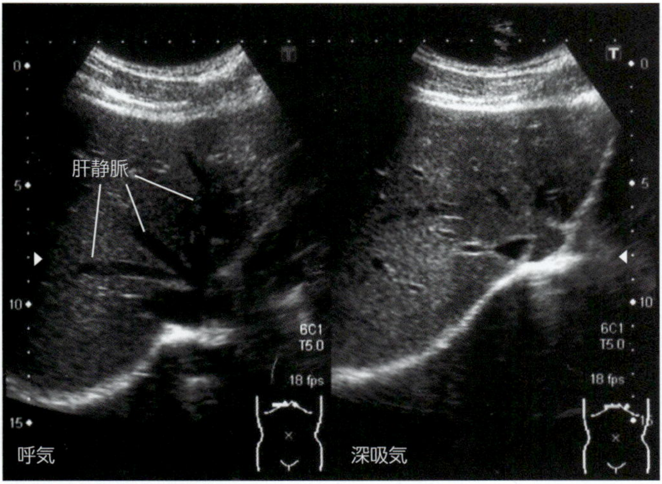

図 12　肝静脈―呼吸変動

- 肝静脈の見え方は個人差が多く，やせて健康な被験者では十分拡張して見えることが多いです。心不全がある場合は，肝静脈の内腔が呼吸によっても変化しません。
- 正常でも肝静脈の拡張が不十分な場合があります。一部が見えればよしとし，見えない場合も，次の走査に進んでください。

膵臓 1

- まず心窩部正中の縦当てで，膵頭部を貫く上腸間膜静脈（門脈）を探しますが，この深さは体格によって大きく変わります。やせた被験者では腹壁のすぐ近くにあり，肥満がある場合は脂肪があるためにかなり背側に存在します（図 13）。まず縦当てでこの深さを決め，その後に左にプローブを 90 度回転させて横当てで膵臓の長軸を観察するわけです。
- 一度膵臓を長軸方向で描出できたら，膵臓の観察が終わるまでプローブを体表から離さないようにします。膵臓は後腹膜内にあり，呼吸での位置の変動は少ないです。深さがわかっているはずですから，後は呼吸でのガス移動と圧迫の仕方により，できるだけ膵臓がよく見えるように試みます。

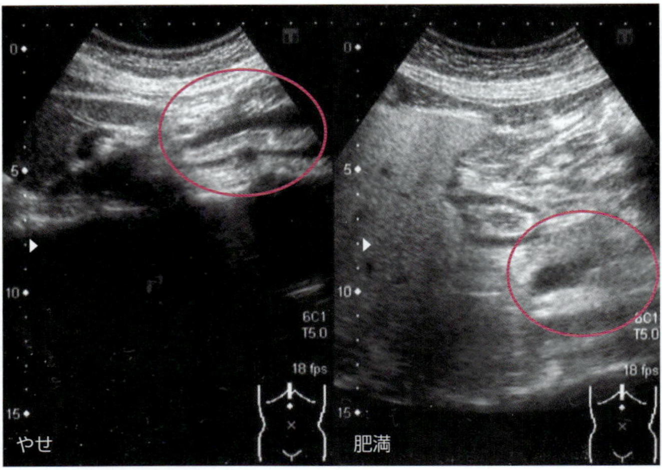

図 13　膵臓―存在位置

膵臓 2

- 膵尾部は腹部エコーにおいて，最も観察が難しい部位です。心窩部横当てで膵体部を観察した後に，プローブを反時計回りに少し回転させて斜め当てとし，向かって右頭側にずらします。ここで，呼吸の状態を変えて最も見える状態にします。吸気～深吸気での観察がよく見えることが多いです。コツとしては，プローブを強く押し付けることです。最も適した**グリップは，5本の指で握り込む**ものです（図14）。
- 膵体部からの連続性を考えてプローブを進めます。背側に脾静脈が走行することも参考になります。プローブの当て方は，腹壁に垂直だけでなく，見上げ，見下ろしなど試してください。やせた被験者では，背側に左腎臓が見える形で膵尾部が観察されます（図15）。

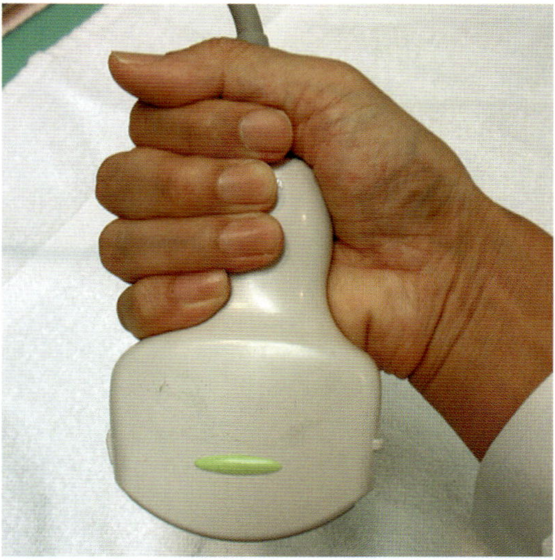

図14　握り込みグリップ

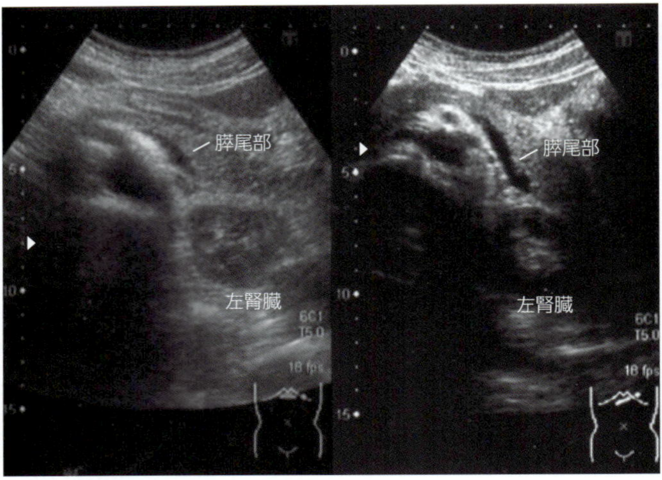

図 15　膵尾部

大動脈

- 膵体部レベルでプローブを縦当てにして大動脈を描出します。呼気の方が消化管のガスが頭側に移動して見えやすいことが多いです。頭側方向に分枝する腹腔動脈とそのすぐ尾側で尾側方向に分枝する上腸間膜動脈が観察されます。その位置で振り子状走査を行うことで腫瘤性病変の有無を調べます。腫瘤はリンパ節のことが多く，その場合，プローブを 90 度反時計回りに回転させ，腫瘤であることを確認します。
- プローブを縦当てのまま尾側に進めて腹部大動脈を観察します。ここでも呼気の方がより見えやすいです。動脈壁の石灰化や動脈瘤の有無をチェックします。

肝右葉

- 肝臓の中で右葉前上区域(S8)の横隔膜下は見落としが多い部位です。プローブを右季肋下斜め当てにして，**深吸気でできるかぎり見上げる**ようにします。肝臓が切れて見えなくなるまで見上げないと，S8 の頭側の腫瘍を見落とすことになります。図 16 左は S8 の肝のう胞が横隔膜に接する位置にあります。この場合，ここまで見上げなくてはいけません。
- 他の S8 に有用な観察法を示します。図 16 右にあげた**右季肋下でのプローブを縦当て**にする方法です。深吸気による観察で，S8 横隔膜下ののう胞が認識されます。

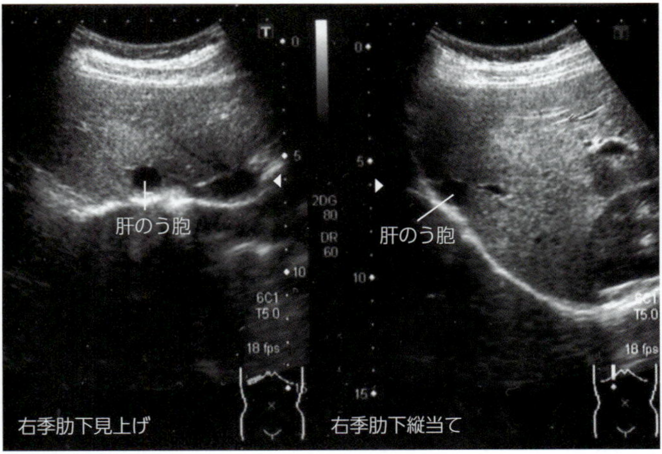

図 16　肝右葉─S8

総胆管

- 総胆管の描出法は，6 章で述べたように，右季肋部縦当ての吸気で胆のうを描出し，そのままプローブを向かって右斜め上方向にずらす，というものです。胆のうが見えなくなるころから門脈が見え始め，その腹側に総胆管が見えます。ここでもプローブを強く押し当てることが大事です。お勧めのグリップは膵臓と同様に，5 本指で握り込むものです（図 14）。総胆管が見えたら，管腔をできるだけ膵頭部まで追うようにしてください。
- 肥満やガスが多い場合は，「一般事項」で述べたように，左側臥位にします。被験者に，「体を向こう側横向き 90 度回転してください」などと指示します。左腎や脾臓の観察をした後で左側臥位にするとゼリーで台が汚れるので，必ずその前に行います。

胆のう

- 胆のうは必ず 3 方向（**右季肋下斜め当て・右季肋部縦当て・右肋間**〈図 17〉）で観察してください。全体の観察によいのは右季肋下斜め当てで，最も解像度がよいのは肝臓を window にする右肋間です。右季肋部縦当ては，胆のうの長軸方向断面が得られる場合も多く，小さな結石やポリープがこの view でのみ認識できる場合もあります。

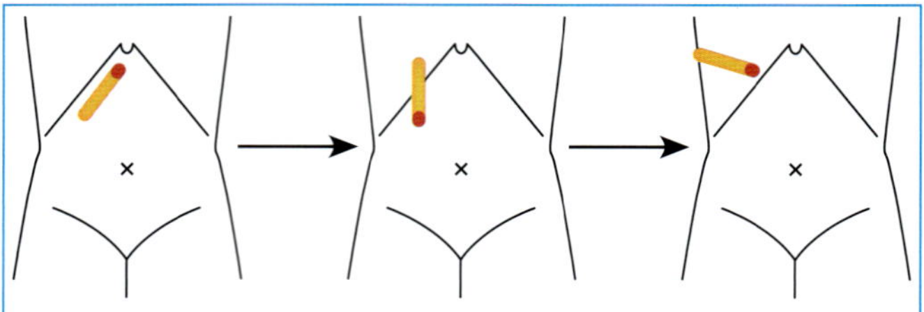

図 17　胆のうの観察

腎臓

- 腎臓の観察は，深い吸気で行います。吸気にすることで，肋骨弓よりも尾側に腎臓が下りてくるため，観察しやすくなるからです。プローブの向きは検査台の面にほぼ水平とし，左右の側腹部に押し付けます。深吸気でも肋骨の陰影が画面からはずれない場合は，プローブを背側にずらして腎臓を斜め下から見上げるようにします。
- 腎臓の石灰化（結石）の有無は意外に難しいものです。明らかな高エコーで背側に音響陰影を伴っているものは問題ありませんが，小さな高エコーの場合ではっきりしない場合は，**長軸と短軸の2方向で観察**してみてください。図18は2方向での観察の例ですが，どちらでも球状の小さな高エコーがあり，石灰化と判断できます。
- 左腎臓の外側中央辺縁がこぶ状に突出して見えることがあります（図19）。脾臓の圧迫による正常範囲の変形で，らくだのこぶと呼ばれます。
- 腎臓の中央の高エコー部分（central echo complex）の中に低エコーの部位が見えた場合は，ドップラーで観察することで，腎盂の拡張（水腎症）と血管の区別がつきます（前述）。

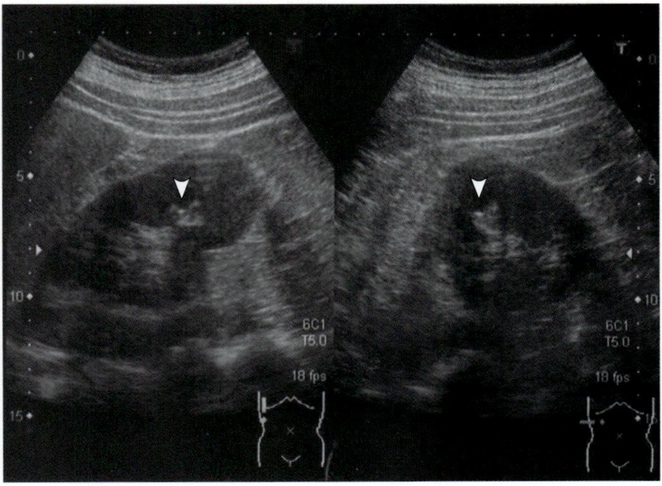

図18　腎臓―石灰化（2方向）

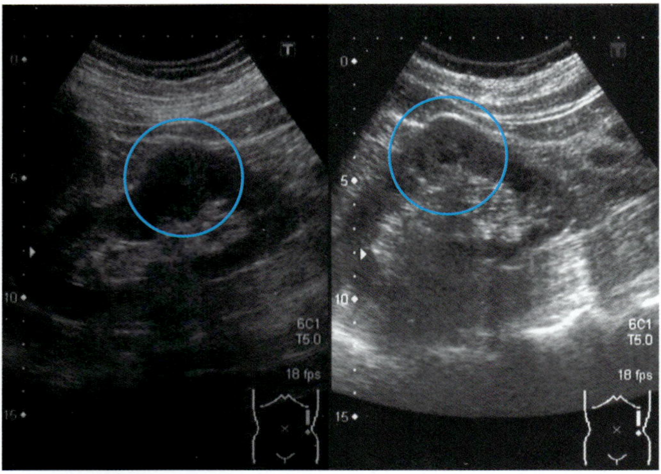

図 19　左腎臓（らくだのこぶ）

脾臓

- 深吸気での左腎臓の観察中に，その頭側に脾臓の一部が見えることが多いと思います。左腎臓を十分観察できたら，そのままプローブを頭側にずらし，かつ肋間に沿うように斜めに当てます。脾臓が見えづらい場合は，プローブを背側にずらして，さらに吸気を強めて観察してみましょう。
- 脾臓の観察方向は，この本では画面右側が尾側になっています。逆向きで観察する検者もいますが，多くの教科書でもこの本と同じ方向で記載されていますので，初心者はこちらが無難です。
- 画面に脾臓の長軸方向の断面が写ったら，フリーズして計測を行います。脾臓の計測には 2 つの方法があります。一般的なのは脾門部（血管流入部）から，垂直 2 方向に辺縁まで直線を引いて計測するやり方です（図 20 左）。cm 単位で計測し，その積が 20 を超える場合を腫大とするもので，spleen index と呼ばれます。もう 1 つの簡易法は，長軸の辺縁から他の辺縁までを結んだ直線を計測し，10cm を超えると腫大とするものです（図 20 右）。

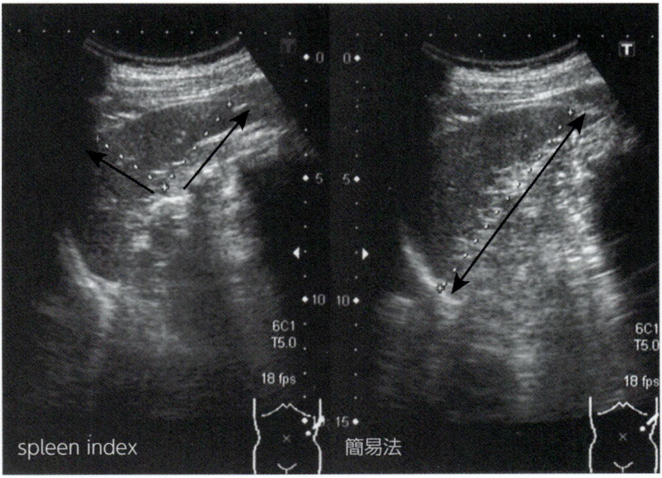

図 20　脾臓—計測 1

- 図 21 左に脾腫の例を示します。この例では spleen index が 20 超になります。
- 脾臓の横隔膜側の頂点は，肺のガス陰影により完全に見えない場合があります。その場合は，辺縁の線の延長上に頂点があるとして計測するようにします（図 21 右）。
- **経脾臓で膵尾部**の観察ができる場合があります（図 22 左）。脾臓を左肋間から長軸方向に描出し，その位置からプローブを背側方向に向けていきます。左腎が見えたら行きすぎです。脾静脈を目印にするのがいいでしょう（ドップラーで確認できます〈図 22 右〉）。体格や消化管のガスにより描出が難しい場合が多いですが，試してみてください。

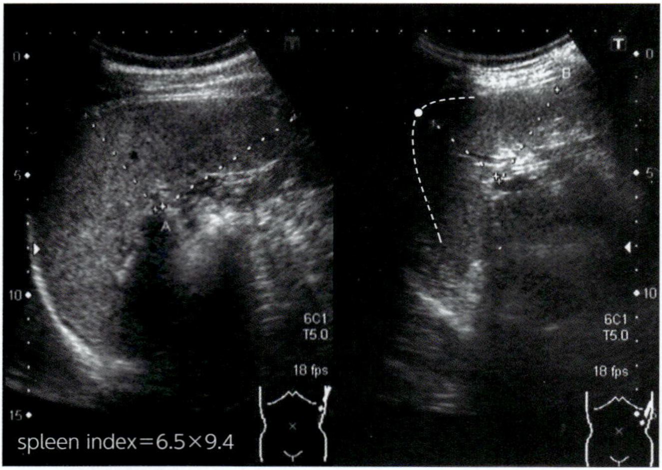

図 21　脾臓―計測 2

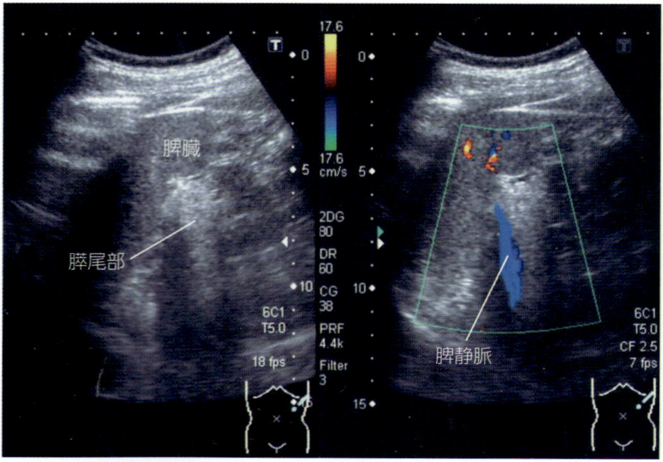

図 22　膵尾部―経脾臓

8章 セルフエコー検査の実際

上達のために，同僚の医師と二人でエコー検査の練習を行うことをお勧めしました。しかし，あいにく相手がいない場合や，ゆっくりと十分に練習をしたい場合などには，自分の体を使った一人でのエコー検査（セルフエコー）を試してみてください。

体位としては，座位と半座位が使えます。セルフエコーの場合は細かい操作は難しいので，画面も single で行います。座位だとプリントも可能です。胆のうの観察をするためには，空腹時が望ましいです。

座位での検査は，検査台に座って腹部を出し，右手でプローブを握って，自分の腹部に当てます（図 1）。通常の検査と同様に，まず心窩部にプローブを縦当てにして，向きを確認します。画面の右側を，尾側に合わせます。横当てにするときは，プローブ先端から見て，時計方向にねじります。これで画面右側が体の左方向に一致します。

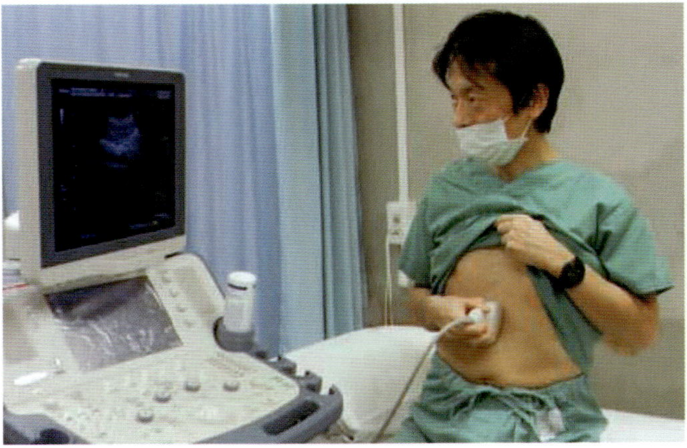

図 1　座位でのセルフエコー

上着は検査野に下りてこないように，洗濯バサミなどで止めた方がいいでしょう。

心窩部での走査は座位が便利です。肝臓が尾側に移動して window になるので，吸気と同じ効果で膵臓は観察しやすくなります。ここで肝左葉（図 2〜図 4）と膵臓（図 5〜図 7）を観察します。

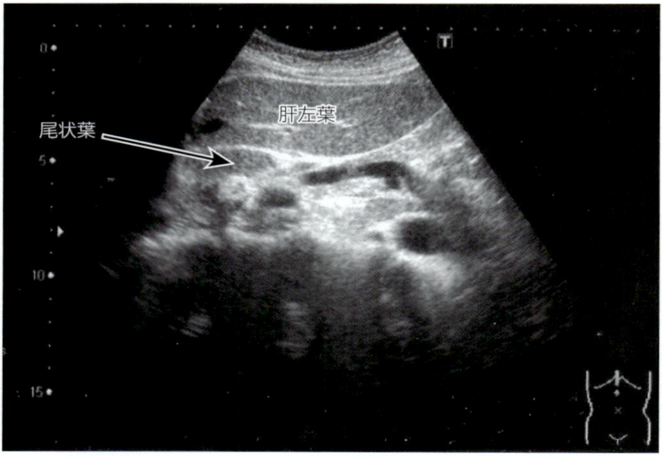

図 2　肝左葉（縦）

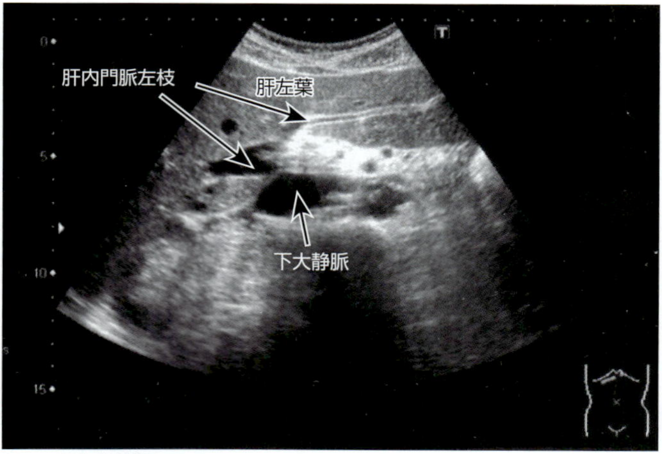

図 3　肝左葉（横）

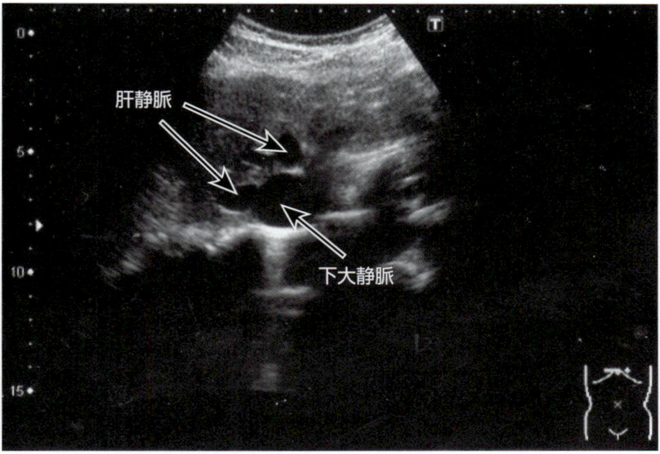

図 4　肝静脈・下大静脈流入部（横）

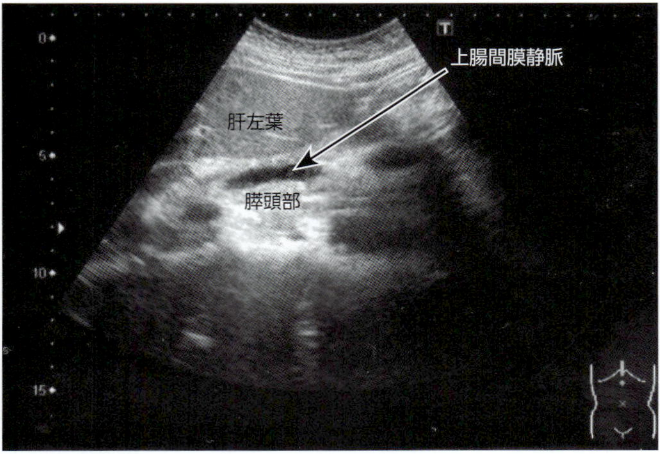

図 5　膵頭部（縦）

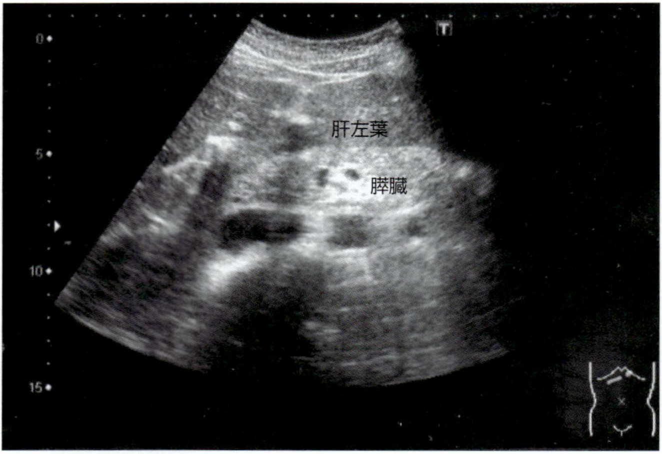

図 6　膵頭・体部(横)

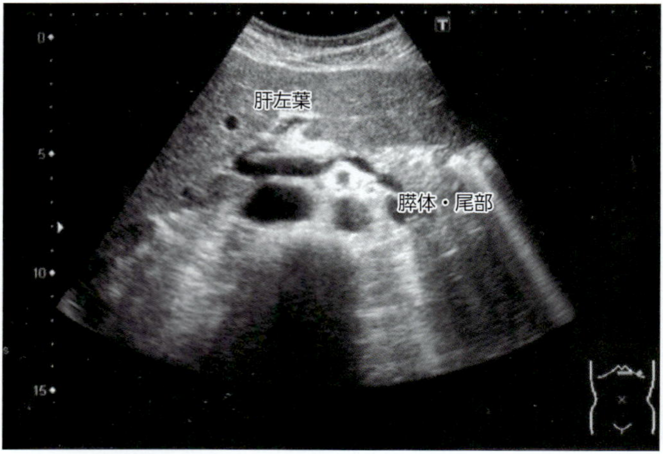

図 7　膵体・尾部(横)

続いて，プローブを縦当てにして大動脈（図 8）を観察します。プローブを右に平行移動すると下大静脈（図 9）が見えます。

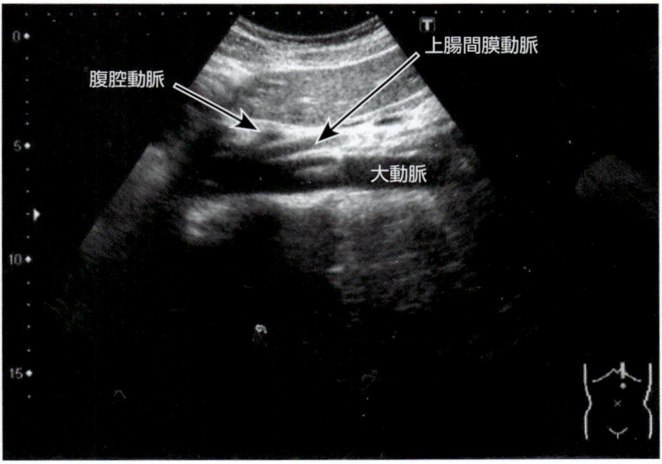

図 8　大動脈

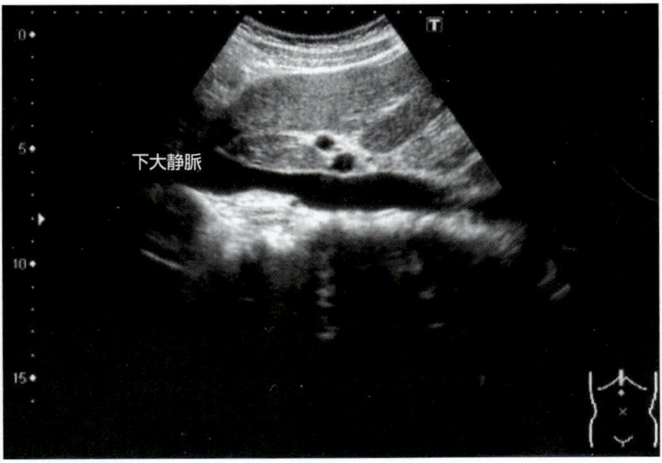

図 9　下大静脈

また，心窩部斜め当ての見上げ（図 10）で肝右葉と S4 を見える範囲で観察します。

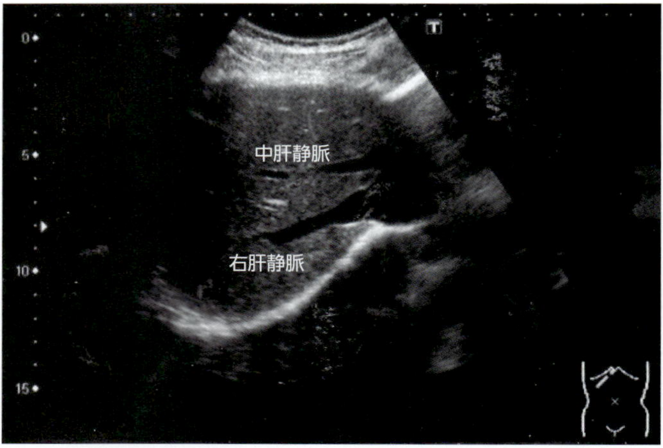

図 10　肝臓・中/右肝静脈

次は右側の臓器の観察です。エコー検査機器に向かって体の右側を出す，右斜位になります（図 11）。座位のままでも可能ですが，背中に枕を置いたり，壁にもたれかかったりして半座位を取る方が楽だと思います。

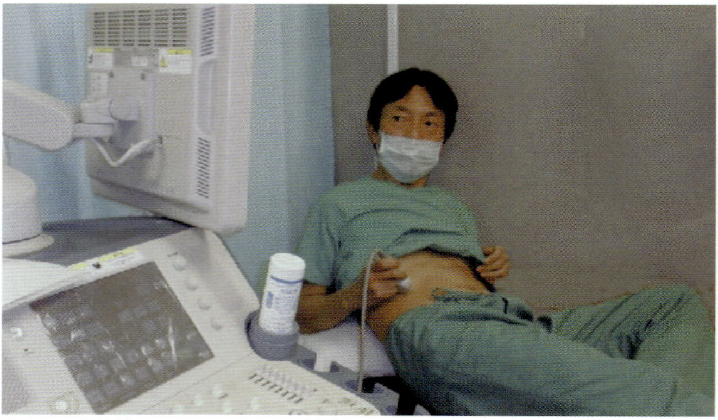

図 11　半座位でのセルフエコー（右斜位）

肝右葉や胆のう（図 12～図 18）の観察を行います。

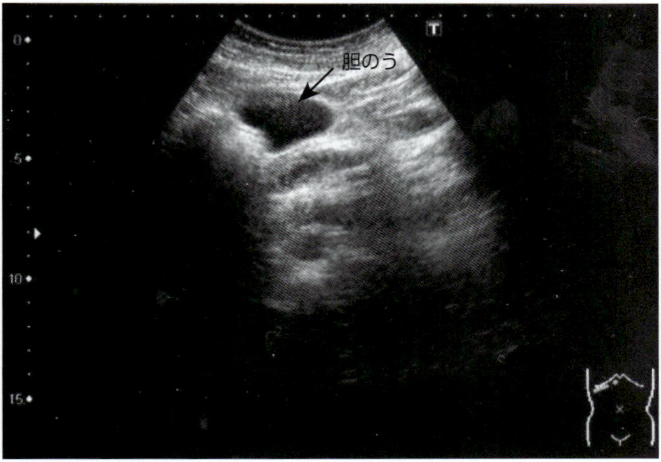

図 12　胆のう（横）

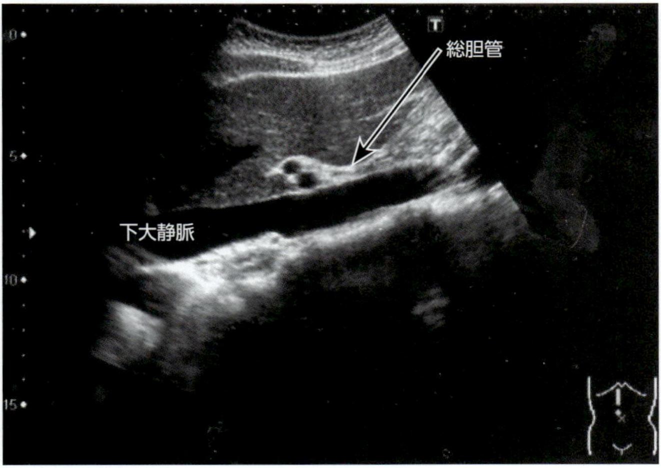

図 13　総胆管

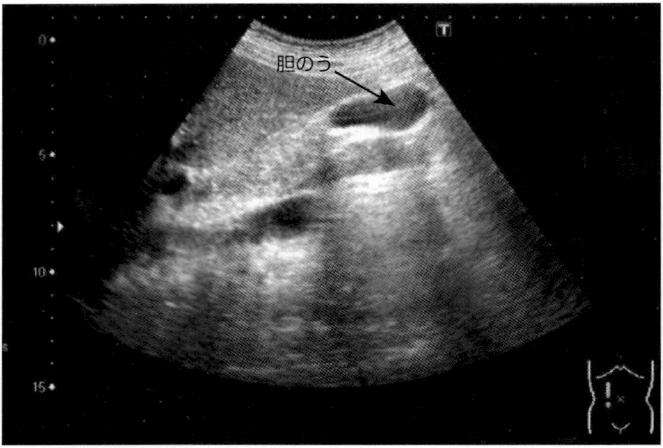

図 14　胆のう(縦)

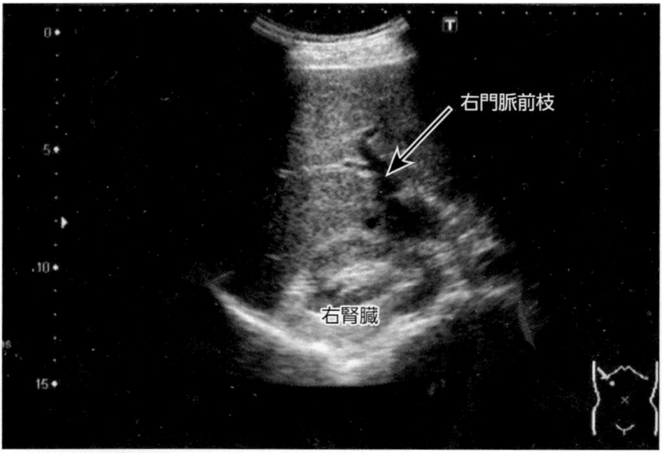

図 15　右門脈前肢

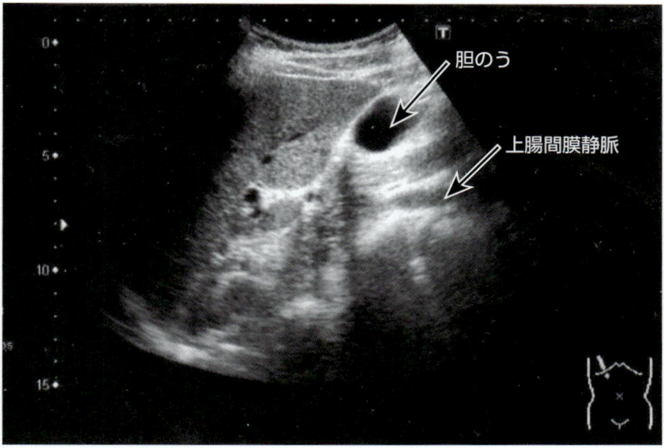

図 16　右肝門部（斜め）

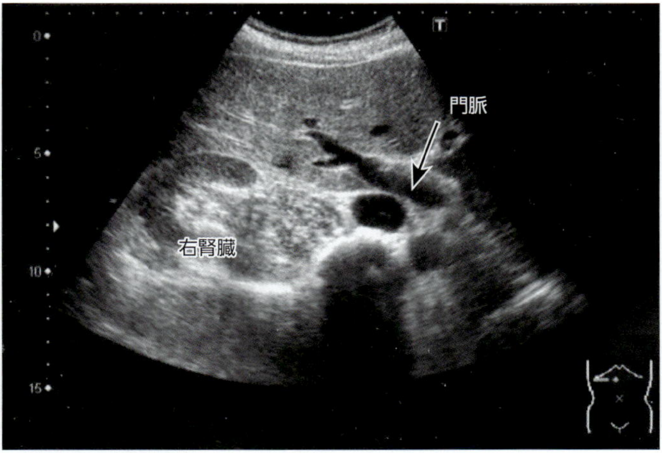

図 17　右肝門部（横）

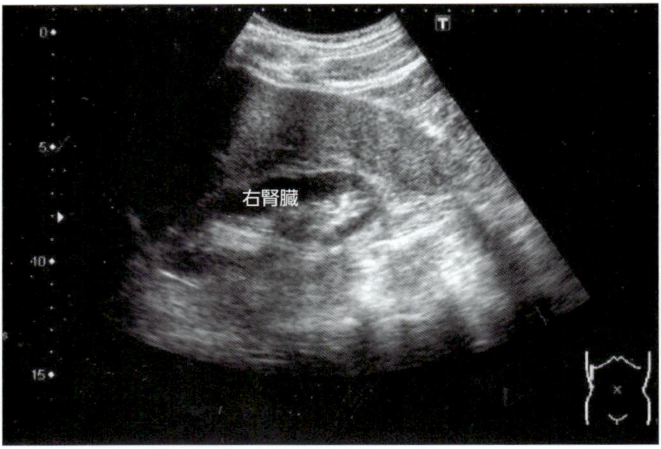

図 18　モリソン窩・右腎臓

続いて左側臓器の観察です。この場合は，左側をやや挙上した半座位が観察しやすいでしょう（図 19）。右手だと届きにくいので，左手でプローブを握って行っています。左腎臓と脾臓の画像を示します（図 20，図 21）。

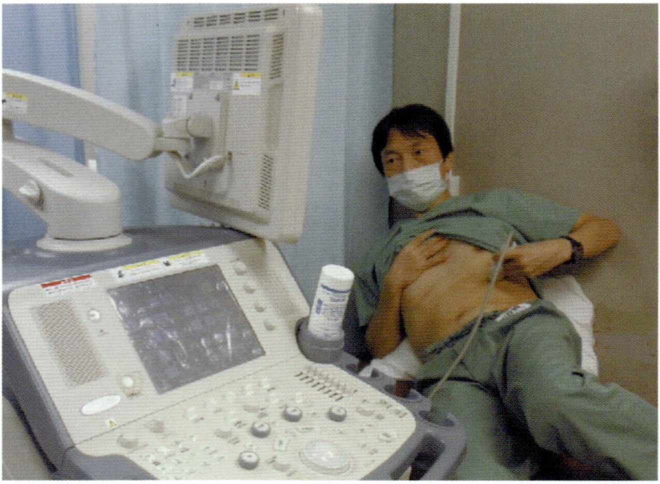

図 19　半座位でのセルフエコー（左斜位）

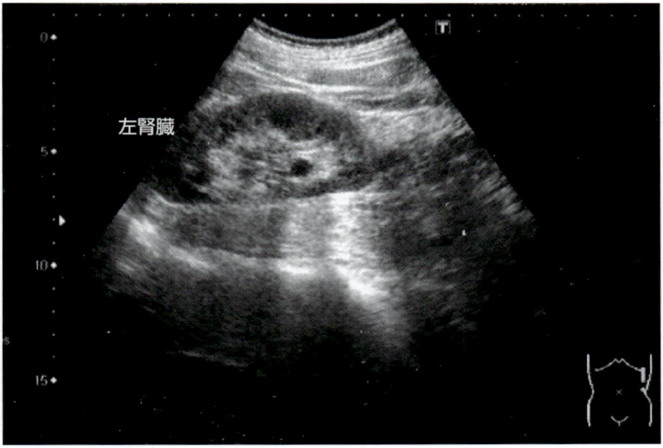

図 20　左腎臓

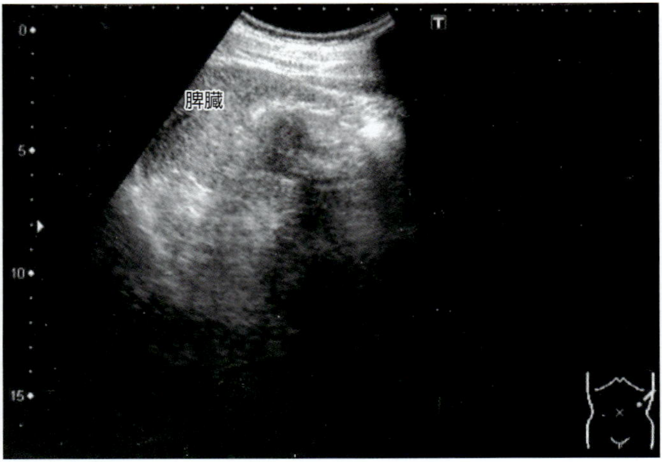

図 21　脾臓

　いかがでしょうか。セルフエコーでは，左右の感覚が通常の検査と逆なので，最初は慣れないかもしれません。被検者の立場にも立つため，プローブをどれくらい圧迫しても大丈夫かわかりますし，ゼリーの感触なども体験できます。時間があるときに，好きなだけ行えるので，検査に慣れるためにはセルフエコーをお勧めします。

9章 腹部エコー所見の書き方

所見で記載すべきポイントを臓器別に記します。以下に示すような所見用紙(見本)があると便利です。また，記載例を3件示しました。

腹部エコー検査所見［見本］

肝臓

□ 異常なし

① **サイズ**：腫大または萎縮(あればその部位)
② **表面**：平滑，不整，凹凸
③ **辺縁**：鋭，やや鈍，鈍
④ **内部エコー**：均一，不均一，粗
⑤ **脂肪肝** 有・無：肝腎コントラスト，深部減衰
⑥ **腫瘤** 有・無：個数，サイズ，性状，局在部位
⑦ **脈管構造**：肝内胆管・門脈・肝静脈の変化の有無

胆道

□ 異常なし

① **胆のうのサイズ**：腫大，萎縮，拡張不十分
② **胆のう壁肥厚** 有・無：限局性，びまん性
③ **胆のう内結石** 有・無：個数，サイズ
④ **胆のう壁腫瘤** 有・無：ポリープ，結節(あれば個数，サイズ)
⑤ **総胆管**：内腔拡張の有無

膵臓

□ 異常なし

① **可視範囲**：頭部～体部～尾部
② **サイズ**：腫大，萎縮(あればその部位)
③ **主膵管**：拡張の有無
④ **腫瘤** 有・無：サイズ，性状，局在部位
⑤ **石灰化** 有・無

腎臓

□ 異常なし

所見あれば，左右の記載
① **サイズ**：腫大または萎縮
② **石灰化** 有・無：個数，サイズ
③ **腫瘤** 有・無：サイズ，性状
④ **腎盂拡張** 有・無

脾臓

□ 異常なし

① **サイズ**：腫大の有無
② **脾門部の血管拡張** 有・無
③ **腫瘤・石灰化** 有・無

その他

□ 異常なし

① **腹水・胸水** 有・無
② **大血管病変** 有・無
③ **消化管病変** 有・無
④ **リンパ節腫大，副腎腫瘤** 有・無

診断：

次回指示	
検査者	

腹部エコー検査所見 ［記載例 1］

ID		検査日	
氏名	A	検査目的：人間ドック	
年齢	52		
性別	男		

肝臓	☐ 異常なし
	① **サイズ**：正常 ② **表面**：整 ③ **辺縁**：やや鈍 ④ **内部エコー**：ほぼ均一 ⑤ **脂肪肝**：中等度あり，肝腎コントラスト＋＋，深部減衰＋ ⑥ **腫瘤**：S4 focal spared area 1.0 cm ⑦ **脈管構造**：胆管拡張なし，血管描出やや不良
胆道	☐ 異常なし
	① **胆のうのサイズ**：正常 ② **壁肥厚**：なし ③ **結石**：なし ④ **胆のう壁腫瘤**：ポリープ多発，最大径 5 mm ⑤ **総胆管**：拡張なし 3 mm
膵臓	☑ 異常なし
	① **可視範囲**：頭部〜体部 ② **サイズ**：正常 ③ **主膵管**：拡張なし ④ **腫瘤**：なし ⑤ **石灰化**：なし

腎臓	☐ 異常なし
	① **サイズ**：正常 ② **石灰化**：なし ③ **腫瘤**：右のう胞 3.5 cm ④ **腎盂拡張**：なし
脾臓	☑ 異常なし
	① **サイズ**：正常 2.1×3.2 cm ② **脾門部血管拡張**：なし ③ **腫瘤・石灰化**：なし
その他	

診断：
① 脂肪肝(中等度)
② 胆のうポリープ
③ 右腎のう胞

次回指示	1 年後フォローアップ
検査者	

腹部エコー検査所見 ［記載例 2］

ID		検査日	
氏名	B	検査目的：C 型慢性肝炎のフォローアップ	
年齢	55		
性別	女		

肝臓　□ 異常なし

1. **サイズ**：右葉萎縮
2. **表面**：凹凸
3. **辺縁**：鈍
4. **内部エコー**：粗
5. **脂肪肝**：なし
6. **腫瘤**：S5 に 1.5 cm 低エコー腫瘤あり
7. **脈管構造**：胆管拡張なし，門脈拡張傾向あり

胆道　□ 異常なし

1. **胆のうのサイズ**：正常範囲
2. **壁肥厚**：全体にあり
3. **結石**：胆のう内 1.3 cm，可動性，後方音響陰影あり
4. **胆のう壁腫瘤**：なし
5. **総胆管**：拡張なし 4 mm

膵臓　☑ 異常なし

1. **可視範囲**：頭部～体部一部，ガスで poor record
2. **サイズ**：正常
3. **主膵管**：認識されず
4. **腫瘤**：なし
5. **石灰化**：なし

腎臓　☑ 異常なし

1. **サイズ**：正常
2. **石灰化**：なし
3. **腫瘤**：なし
4. **腎盂拡張**：なし

脾臓　□ 異常なし

1. **サイズ**：腫大あり 5.8×7.8 cm
2. **脾門部血管拡張**：あり
3. **腫瘤・石灰化**：なし

その他　モリソン窩に腹水少量

診断：

1. 肝硬変
2. 肝細胞癌 疑い
3. 腹水
4. 脾腫
5. 脾門部血管拡張
6. 胆のう結石

次回指示	② 精査に造影 CT/MRI を
検査者	

腹部エコー検査所見 ［記載例 3］

ID		検査日	
氏名	C	検査目的：体重減少，背部痛，黄疸の精査	
年齢	70		
性別	男		

肝臓	□ 異常なし
	① サイズ：両葉とも腫大 ② 表面：平滑 ③ 辺縁：やや鈍 ④ 内部エコー：均一 ⑤ 脂肪肝：なし ⑥ 腫瘤：両葉に辺縁が低エコーを呈する 1〜3 cm の等エコー腫瘤を多数認める ⑦ 脈管構造：両葉で肝内胆管の拡張が著明，血管に異常なし
胆道	□ 異常なし
	① 胆のうのサイズ：腫大・内腔拡張あり ② 壁肥厚：全体に肥厚 ③ 結石：胆のう内に debris あり ④ 胆のう壁腫瘤：なし ⑤ 総胆管：拡張あり 9 mm
膵臓	□ 異常なし
	① 可視範囲：頭部〜尾部一部まで ② サイズ：正常 ③ 主膵管：拡張あり 4 mm ④ 腫瘤：頭部に 2.5 cm 低エコー腫瘤あり ⑤ 石灰化：なし

腎臓	□ 異常なし
	① サイズ：正常 ② 石灰化：なし ③ 腫瘤：なし ④ 腎盂拡張：右で軽度拡張あり
脾臓	☑ 異常なし
	① サイズ：正常 2.5×4.1 cm ② 脾門部血管拡張：なし ③ 腫瘤・石灰化：なし
その他	膵頭部近傍に 1〜1.5 cm 程度の低エコー腫瘤が散在（リンパ節 疑い）
診断：	① 膵臓癌 ② 腹腔リンパ節腫脹 ③ 多発肝転移 ④ 閉塞性黄疸（肝内胆管・総胆管拡張） ⑤ 膵管拡張 ⑥ 右腎盂拡張（軽度）
次回指示	緊急入院・胆道ドレナージ
検査者	

0章 基本的な疾患のエコー画像

臓器別に基本的な疾患のエコー画像を示します。肝臓，胆道，腎臓，膵臓，脾臓，消化管，その他の順です。

肝臓

肝臓は，臓器に広く存在する**びまん性変化**と局所的な**結節性変化**に分けました。

びまん性変化

◆脂肪肝

肥満・過栄養・飲酒などで肝臓に脂肪が沈着します。日常臨床や健診で非常によく見られる疾患です。エコー所見上は下記の特徴があります。

- 脂肪が沈着した肝臓は，全体に高エコーになり，右腎臓との間にエコーレベルの差ができます（**肝腎コントラスト**）（図1，図2）。
- 肝臓の深部までエコーが届きにくくなり，体表から遠い部分（画面下）でエコーレベルが低下してきます（**深部減衰**）（図3）。
- 肝臓内の血管が見えづらくなります（**脈管の不明瞭化**）（図3）。
- 肝臓内部の血流の豊富な部分（S4や胆のう周囲など）では，脂肪の沈着が周りより少なく，低エコー腫瘤のように見えることがあります（**focal spared area**〈部分的無沈着領域〉）（図4）。
- 肝臓の辺縁はやや鈍角になることがあります。

◆肝硬変

B型・C型肝炎ウイルス，アルコール，原発性胆汁性肝硬変などによる慢性炎症の持続により肝臓の線維化が進んだ結果起こります。エコー所見上は下記の特徴があります。

- 肝臓**辺縁の鈍化**
- **表面の不整や凹凸**（図5）
- **内部エコーの粗雑化**や**血管の不明瞭化**（図6）
- **脾腫**（図7）

- 進行した場合，腹水貯留（図 8），門脈大循環シャント（図 7 は脾門部のもの）の合併

なお，アルコール性の肝硬変では，ウイルス性に比して，萎縮や表面の凹凸が目立たないことが多いです（図 9）。

◆慢性肝障害

ウイルス性肝炎やアルコール多飲により肝臓に形態変化が出始めた状態です。さらに進展すると肝硬変に至ります。

エコー上は，肝臓辺縁の鈍化，肝臓表面の不整が見られます（図 10）。図 11 は，アルコール性肝障害で，尾状葉の腫大が目立ちます。また，B 型慢性肝炎では，肝臓の内部が小さな円状の低エコーで占められる変化が見られます（メッシュ・パターン）（図 12）。

◆急性肝炎

肝炎ウイルス（A 型，B 型，E 型）や薬剤により肝細胞が急激に破壊される病態です。エコー上の所見は，肝腫大，胆のう壁の浮腫性の肥厚（図 13，図 14）や，門脈周囲に高エコーを伴う変化（periportal edema）（図 14）などです。

◆その他

うっ血肝は，心不全や Budd-Chiari 症候群で見られる病態で，肝静脈の拡張とその呼吸性変動の消失や肝腫大が見られます。拡張した中・左肝静脈をウサギの耳に見立てて，playboy bunny figure と呼ばれます（図 15）。

肝臓逆位の場合は，肝臓は左肋弓下に左右反転した形で存在します（図 16）。

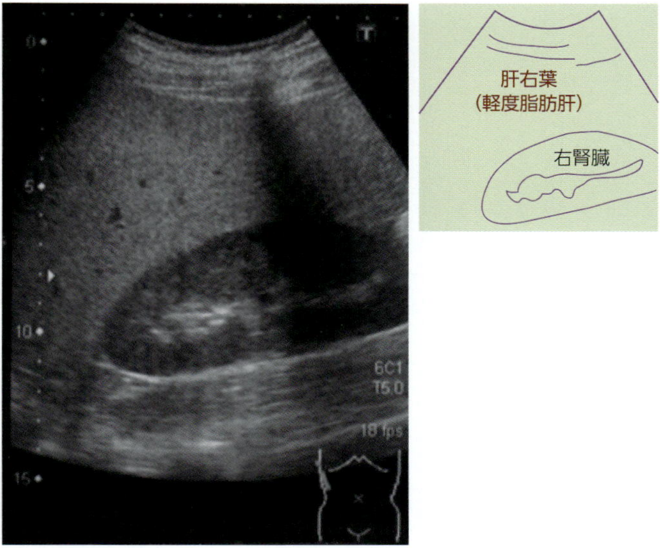

図1　脂肪肝―軽度

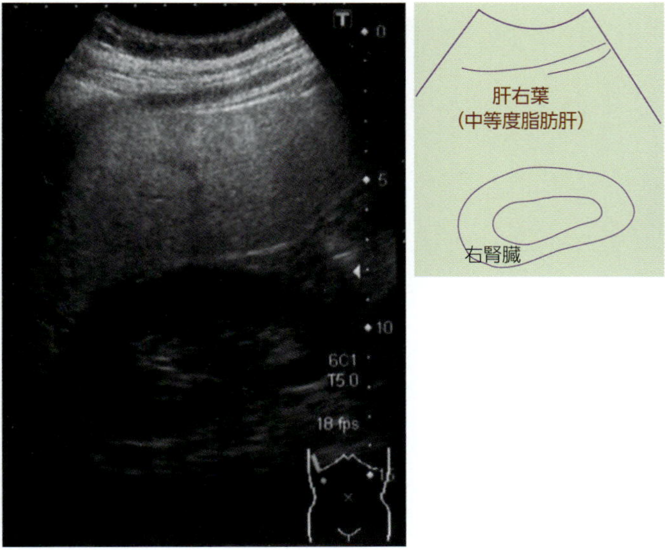

図2　脂肪肝―中等度

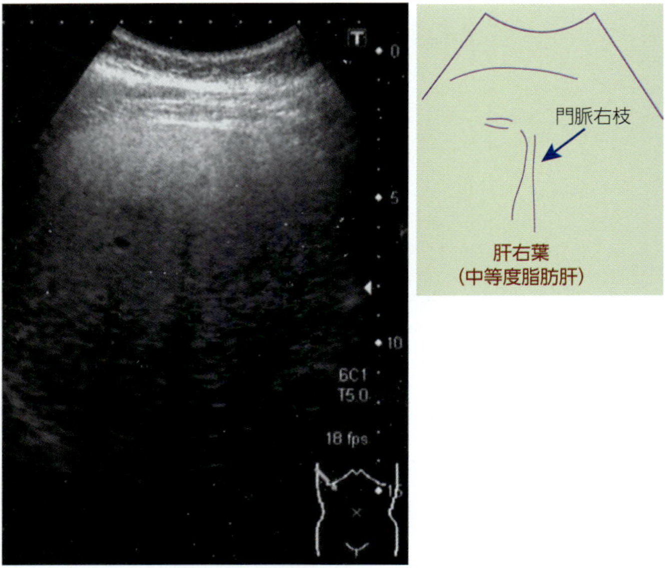

図 3　脂肪肝—深部減衰と脈管不明瞭化

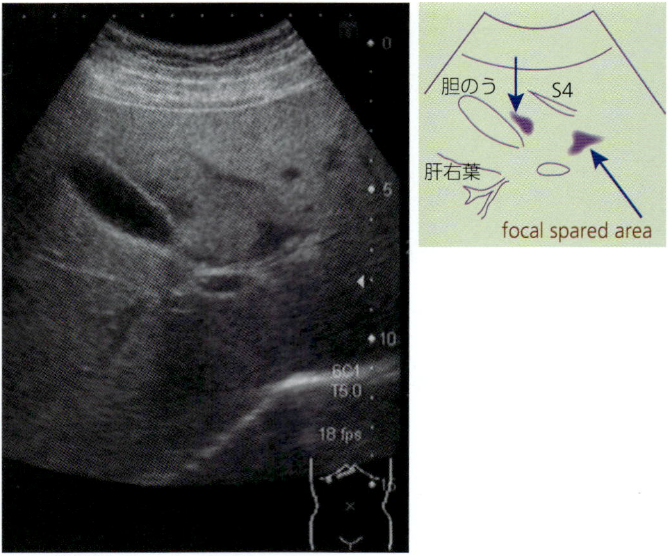

図 4　脂肪肝—focal spared area

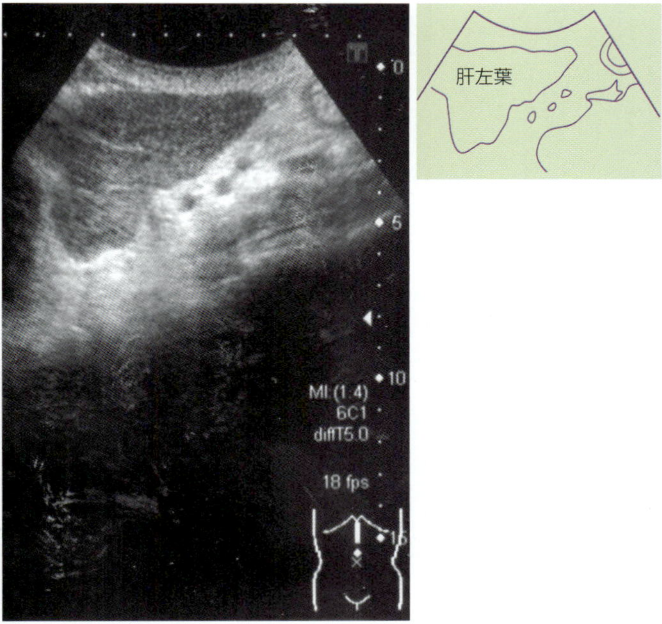

図 5　肝硬変―左葉

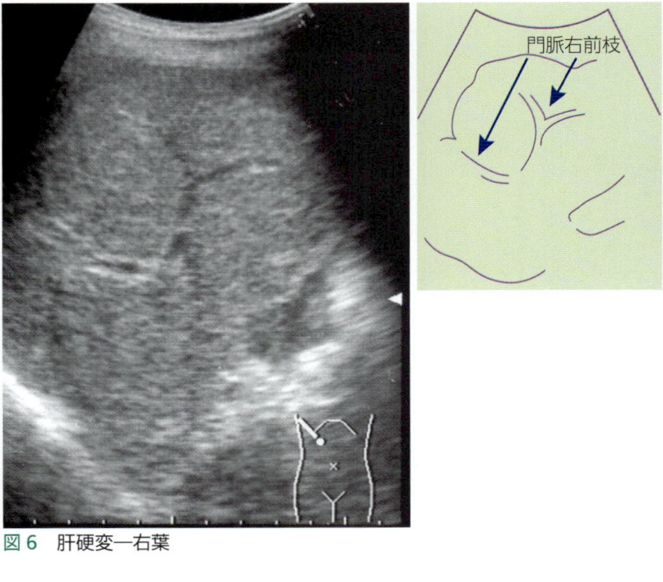

図 6　肝硬変―右葉

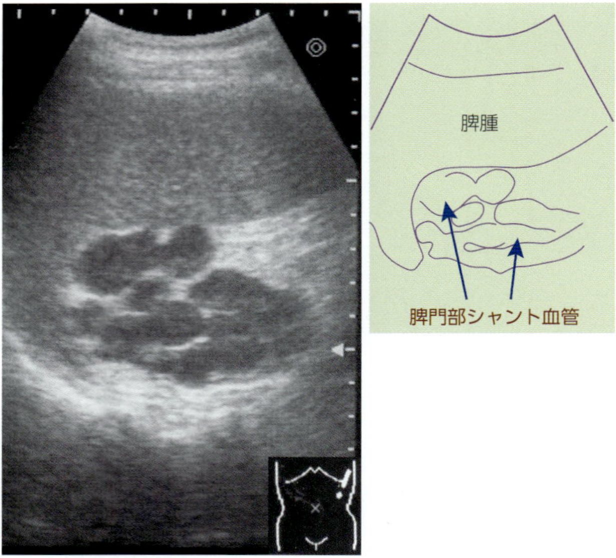

図 7　肝硬変―脾門部シャント

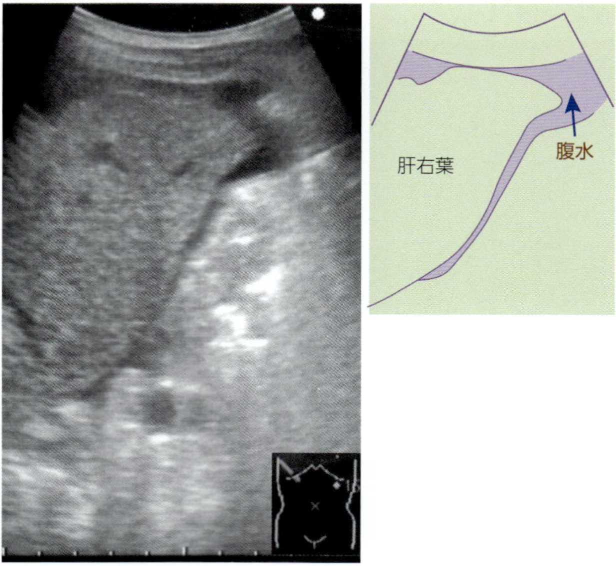

図 8　肝硬変―腹水

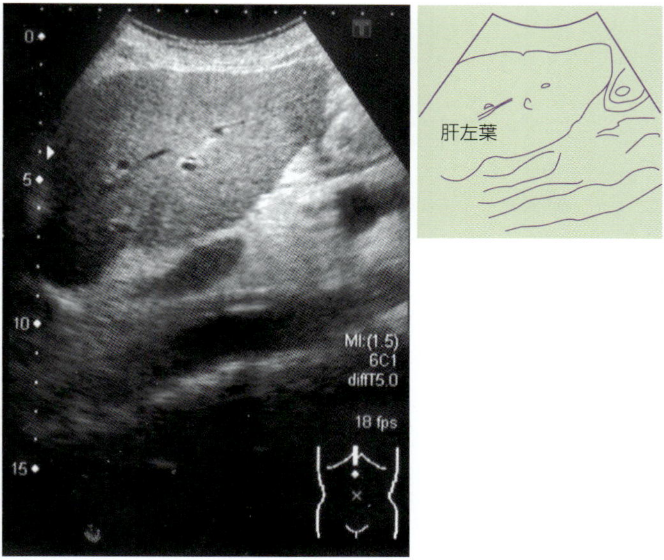

図 9　肝硬変―アルコール性

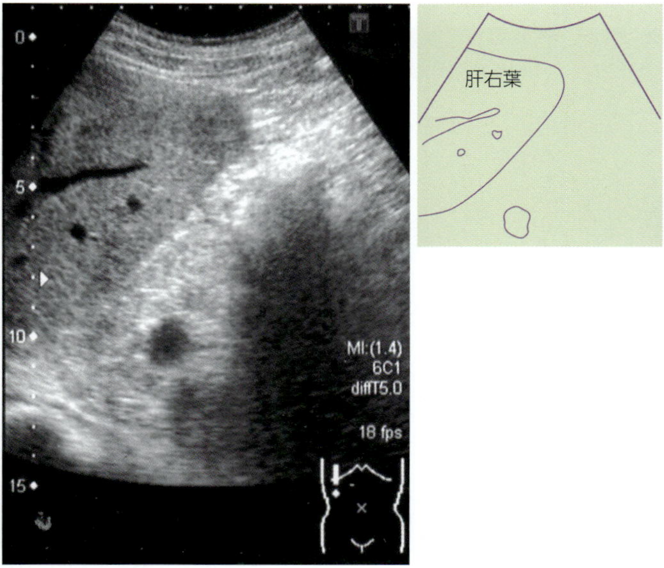

図 10　慢性肝障害―辺縁鈍化

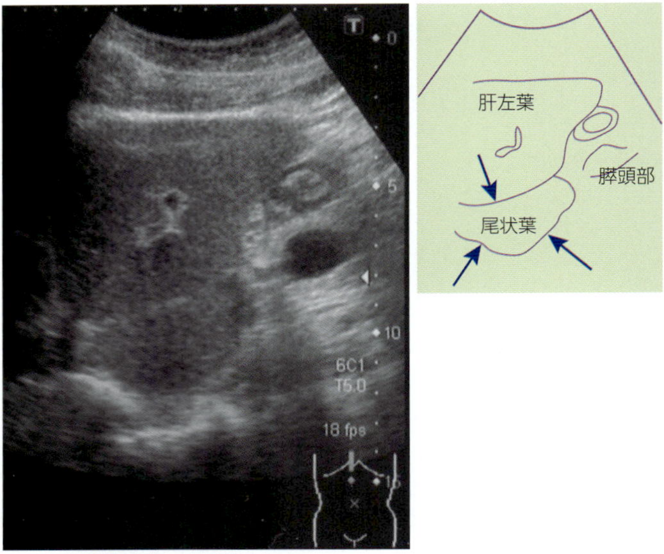

図 11　慢性肝障害―尾状葉腫大

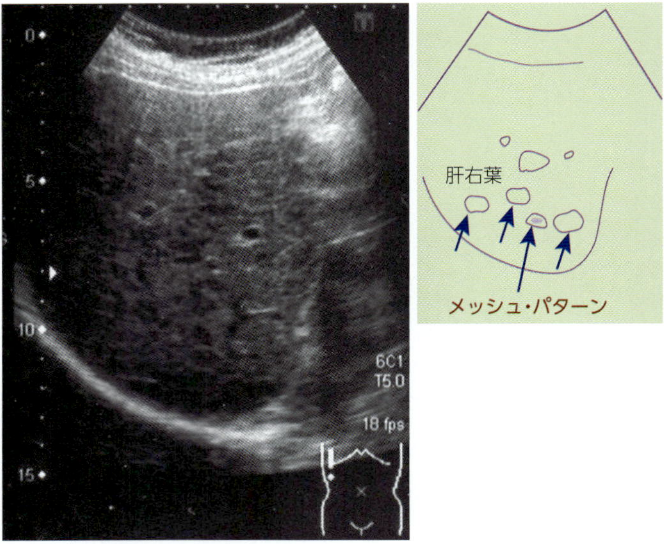

図 12　慢性肝障害―B 型慢性肝炎（メッシュ・パターン）

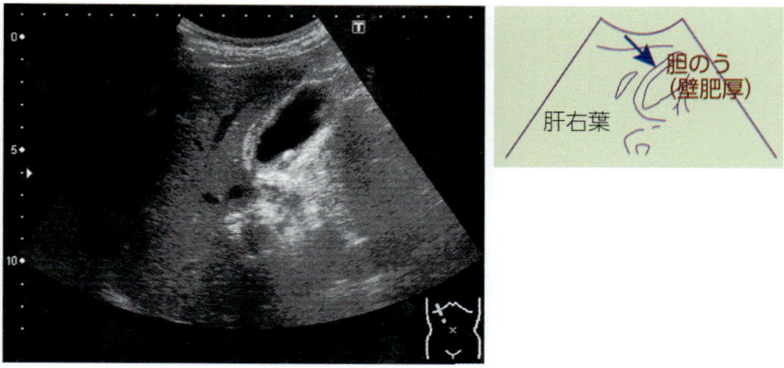

図 13　急性肝炎—胆のう壁肥厚

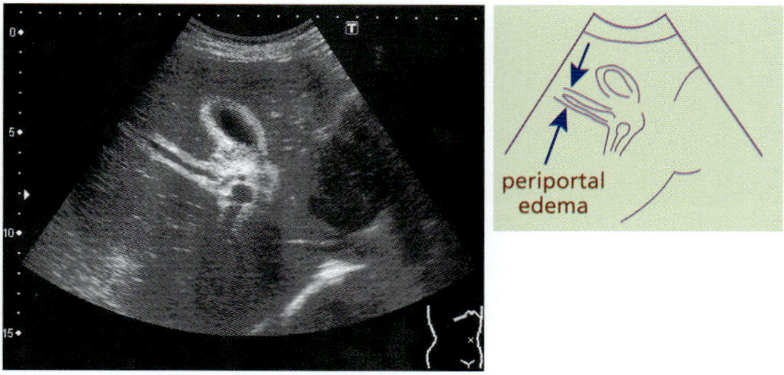

図 14　急性肝炎—periportal edema

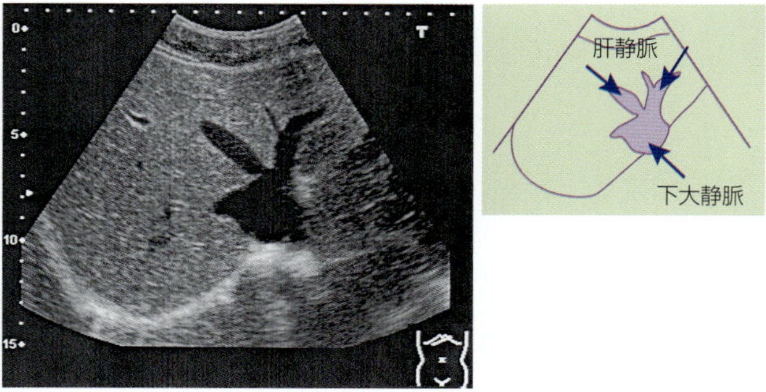

図 15　うっ血肝—playboy bunny figure

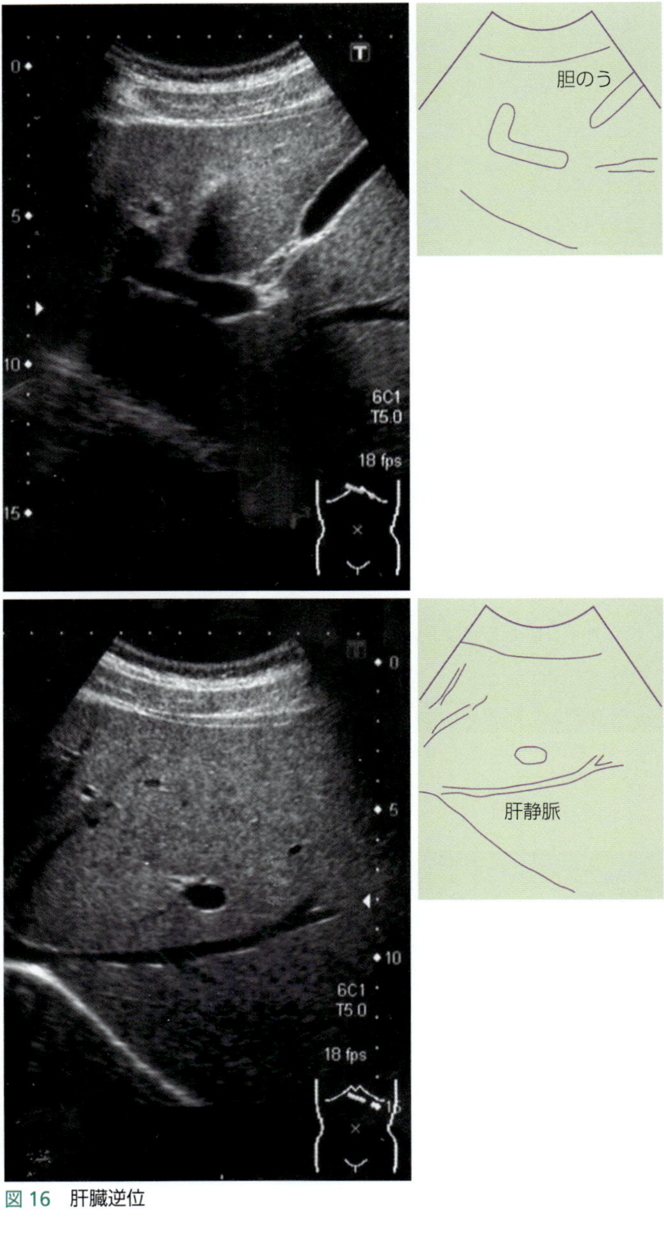

図 16　肝臓逆位

結節性変化

◆肝血管腫

境界不鮮明な高エコー腫瘤として認識されることが多いですが(図 17)，見え方は多様です。小さくて境界鮮明なもの(図 18)，辺縁が低エコーなもの(図 19)など。背景が脂肪肝の場合は，逆に低エコーに見えます(図 20)。

◆肝のう胞

血管腫と並びよく見られる良性の肝腫瘍です。内部に液体が貯留し，**円形～楕円形の無エコーの腫瘤**です。大きさは様々で(図 21～図 23)，辺縁は鮮明です。**高エコーの後方陰影**を伴います。

◆肝細胞癌

慢性肝疾患の患者で，多くの場合**低エコー腫瘤**として認識されます(図 24，図 25)(図 24 の腫瘍は，プリモビスト〈EOB〉造影 MRI の画像では多血性でした)。

脂肪化を認める高分化癌の場合は**高エコー腫瘤**になります(図 26)。比較的大きなものでは，分化段階の異なる腫瘍が混在して，**モザイクパターン**を示します(図 27)。この腫瘍では，辺縁に低エコーの**被膜**も見られます。

◆転移性肝癌

典型的な所見は，辺縁に低エコー帯を伴う腫瘤影で，**bull's eye sign** と呼ばれます(図 28)。肝臓の末梢側に存在することが多く，しばしば多発です。腫瘍内部は高エコー(図 29)から低エコー(図 30)まで様々です。図 31 は多発例，図 32 は進行して見つかった巨大腫瘍例で，どちらも CT とともに示します。

◆肝膿瘍

図 33 は小さな膿瘍例です。低エコー内に高エコーが散在しており，MRI でも内部が不均一です。サイズが大きいものでは，辺縁が不整・不明瞭な**低エコー腫瘤**となり，内部が一部液状化してきます(図 34)。単発で大きく，内部が液体で占められたアメーバ膿瘍例を，CT とともに示します(図 35)。

◆胆管細胞癌

肝臓の末梢にできるもの（末梢型）と中枢部にできて末梢胆管が拡張するもの（肝門部型）があります。図 36 は末梢型で，肝臓辺縁に存在する低エコー腫瘤です。境界は比較的明瞭で不整です。図 37 は肝門部型で，胆管拡張を認めます。腫瘍辺縁はギザギザでハツ頭状と形容されます。図 38 も肝門部型で，腫瘍が等エコーで同定困難であり，拡張胆管の中心に存在します。

◆その他

肝内の石灰化はまれに見られ，強い高エコー（strong echo）が見られます。図 39 では後方の低エコー（acoustic shadow）を伴っており，図 40 は多発例です。石灰化の末梢に拡張胆管が見られる場合は胆道結石であり，治療が必要な場合があります。

biloma は手術やラジオ波焼灼療法（RFA）などによる胆管損傷で胆汁が溜まった腫瘤です（図 41）。液体の低エコーの中に等エコーの組織が存在する所見です。MRI も示します。

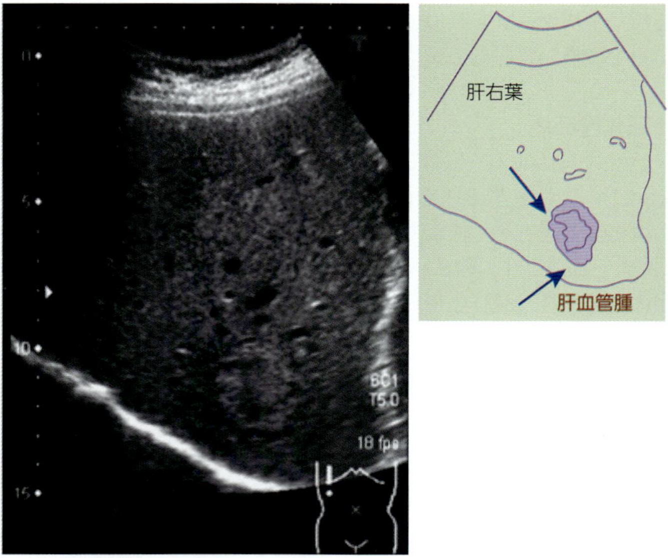

図 17　肝血管腫

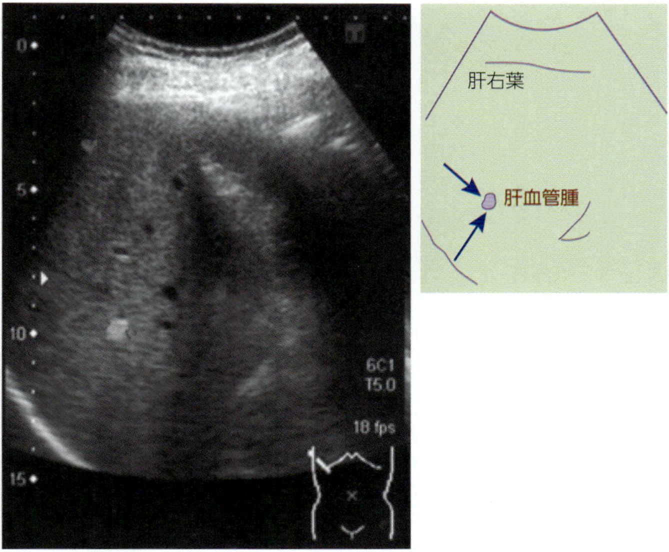

図 18　肝血管腫

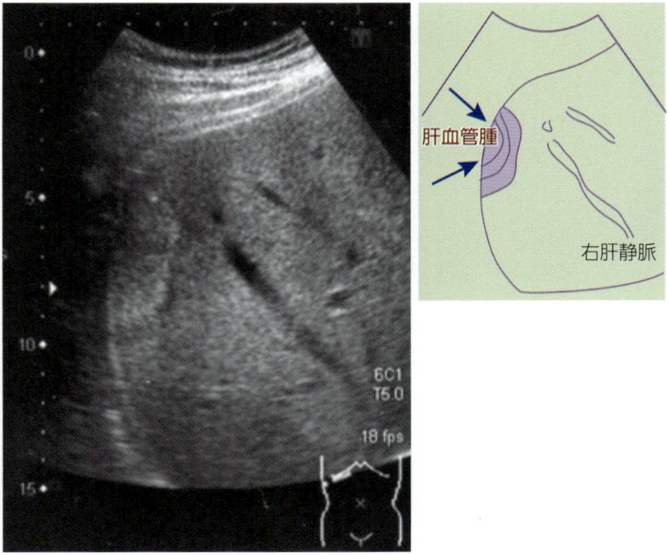

図 19　肝血管腫

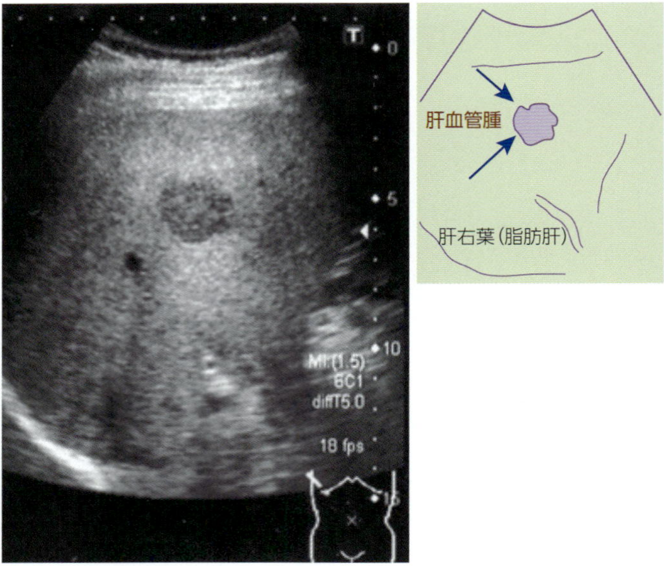

図 20　肝血管腫

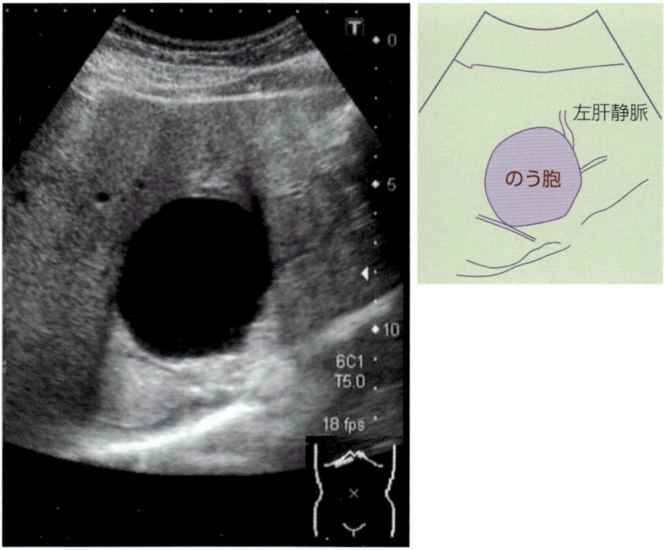

図 21　肝のう胞

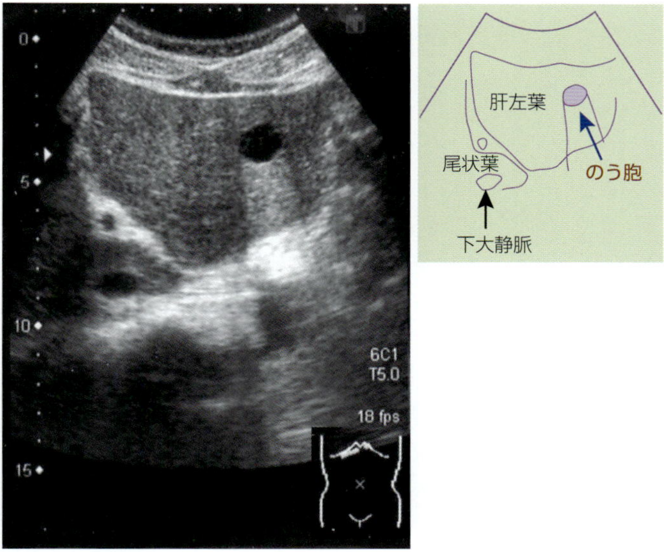

図 22　肝のう胞

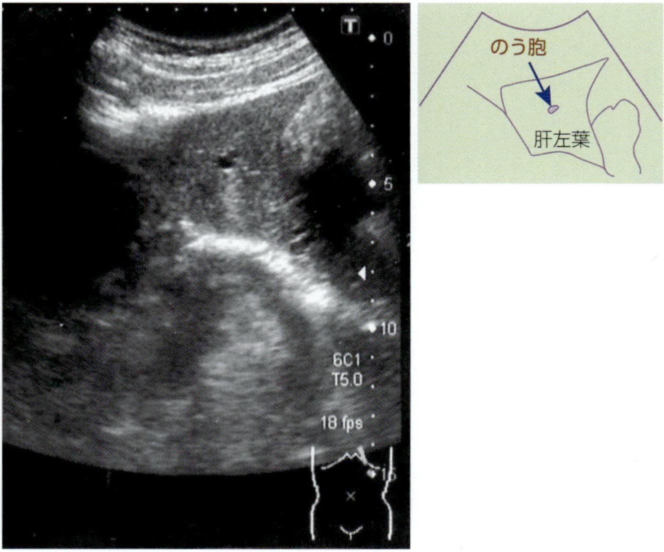

図 23　肝のう胞

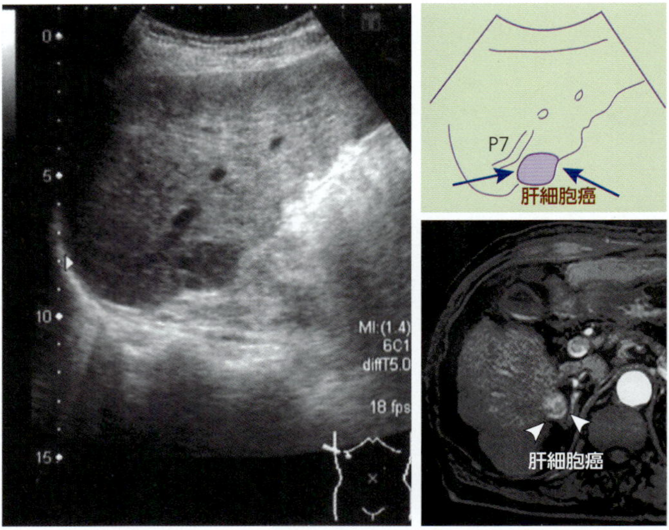

図 24　肝細胞癌（MRI 像→）

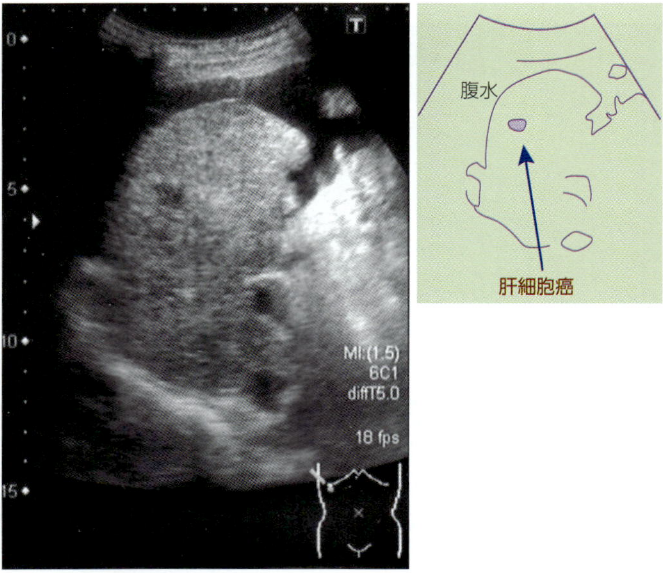

図 25　肝細胞癌─小さな低エコー

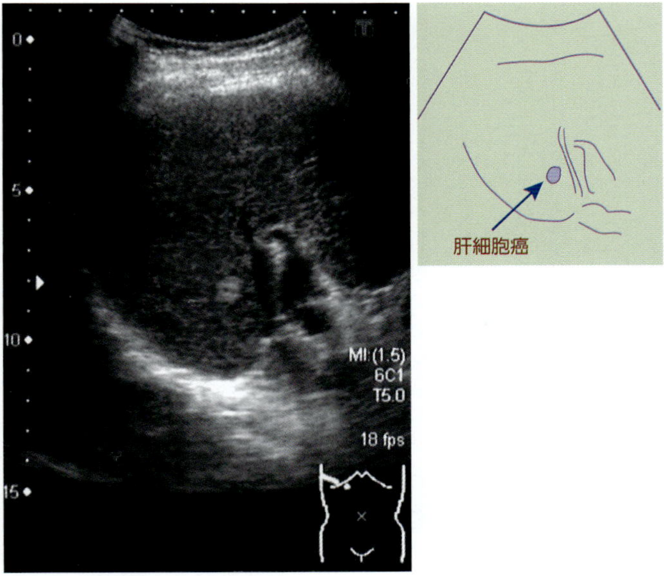

図 26　肝細胞癌—小さな高エコー

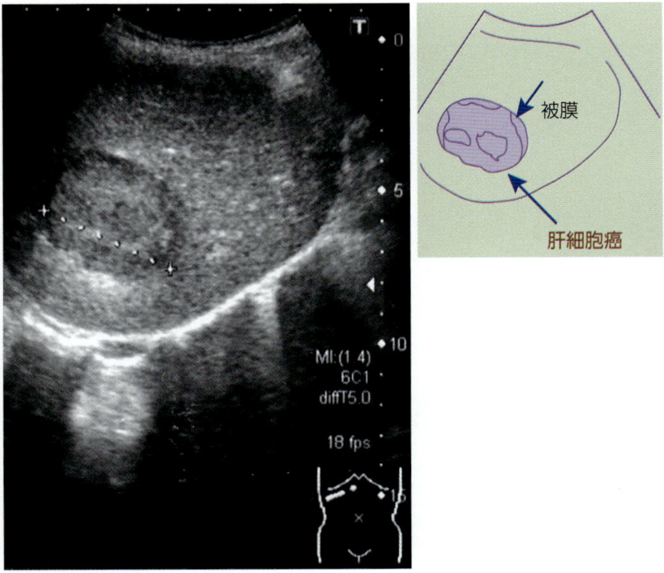

図 27　肝細胞癌—モザイクパターン

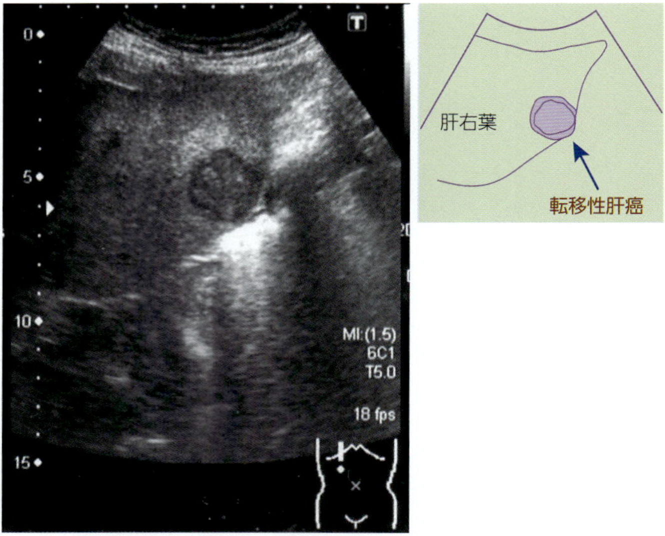

図 28　転移性肝癌—大腸癌（bull's eye sign）

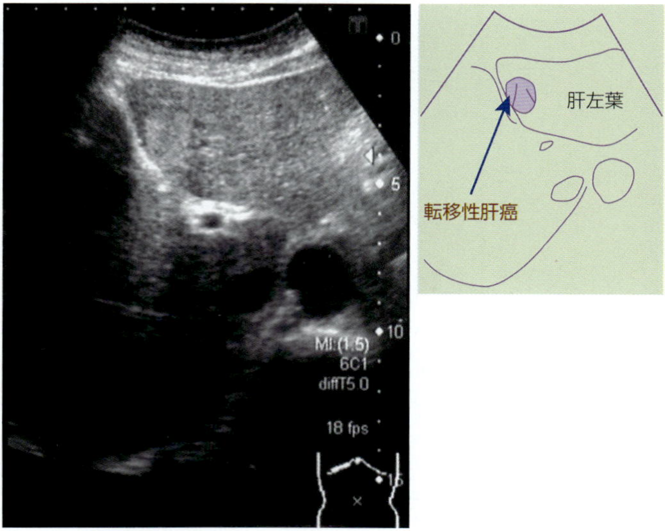

図 29　転移性肝癌—膵癌

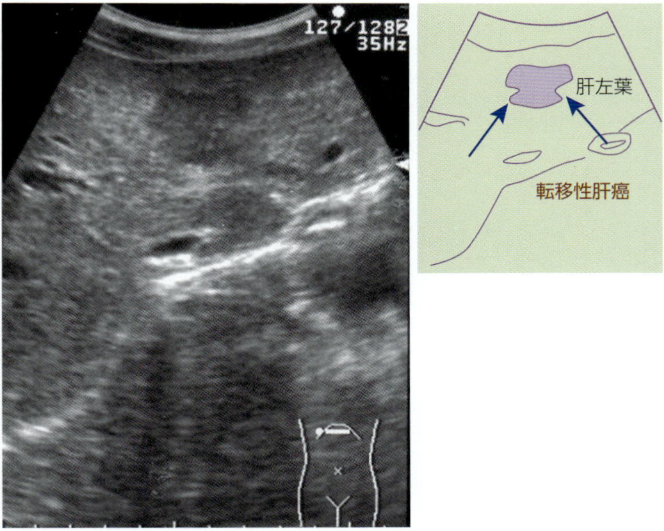

図 30　転移性肝癌—胃癌

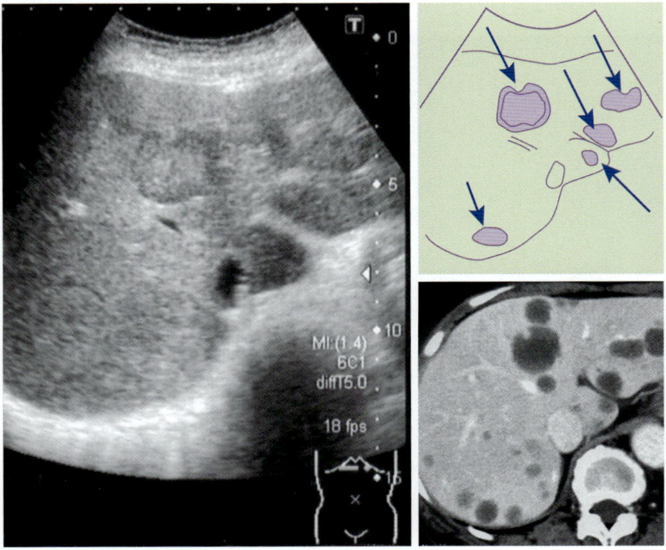

図 31　転移性肝癌（多発）—膵癌（CT 像→）

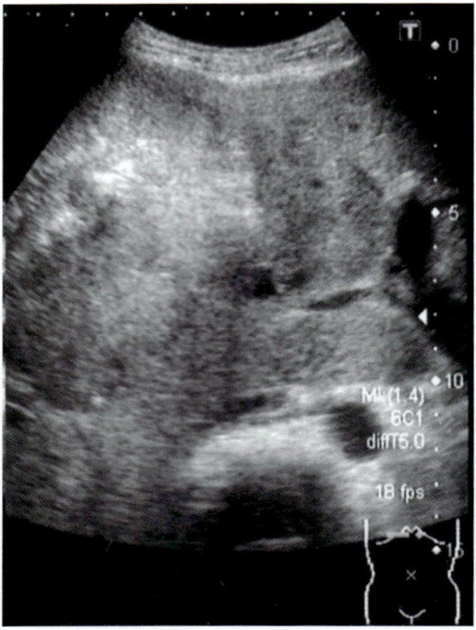

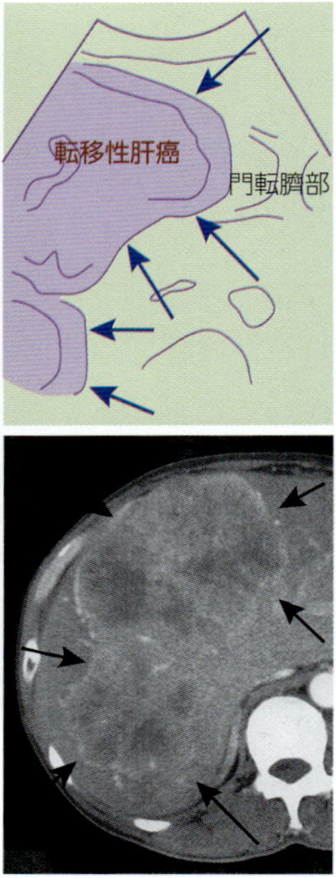

図 32　転移性肝癌（巨大）—大腸癌（CT 像→）

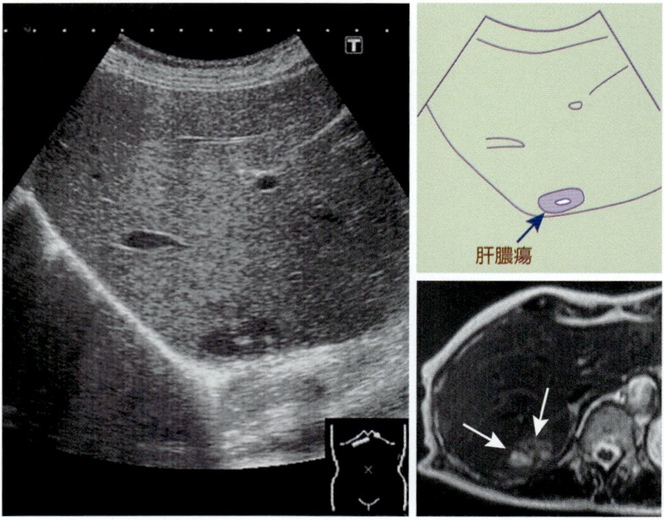

図 33　肝膿瘍（MRI 像→）

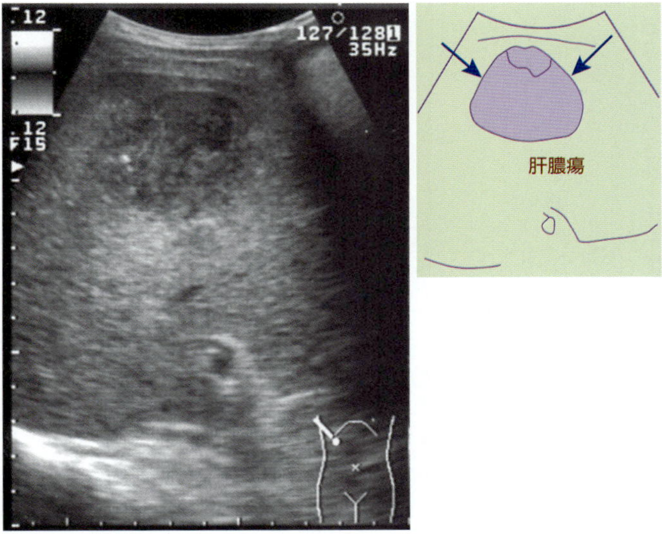

図 34　肝膿瘍

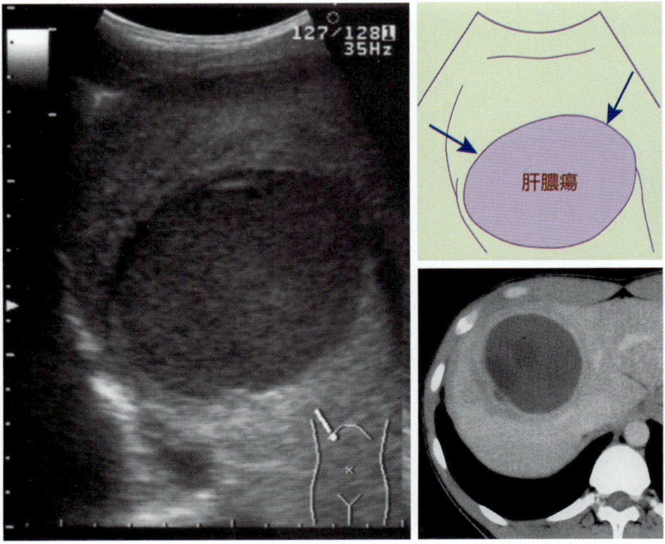

図 35　肝膿瘍―アメーバ（CT 像→）

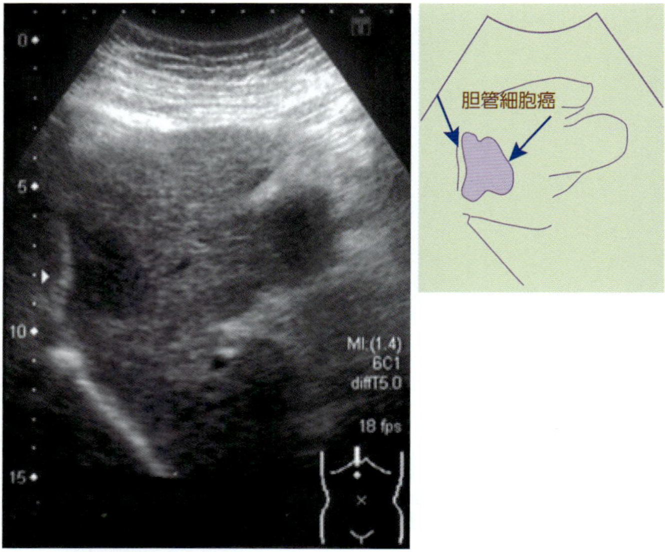

図 36　胆管細胞癌―末梢型

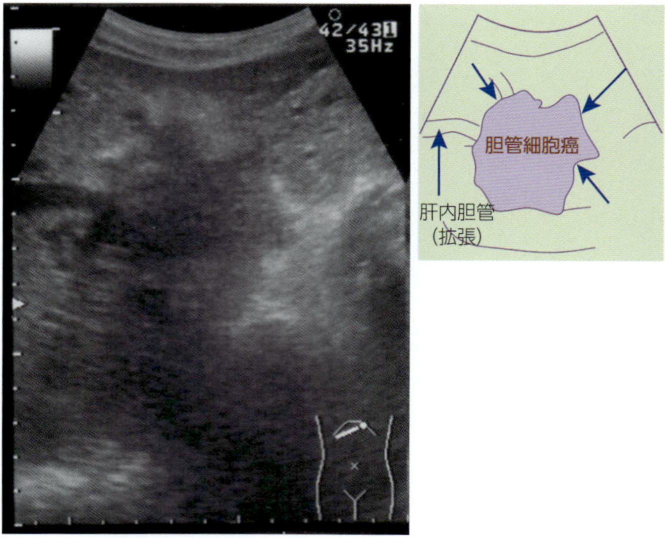

図 37　胆管細胞癌―肝門部型

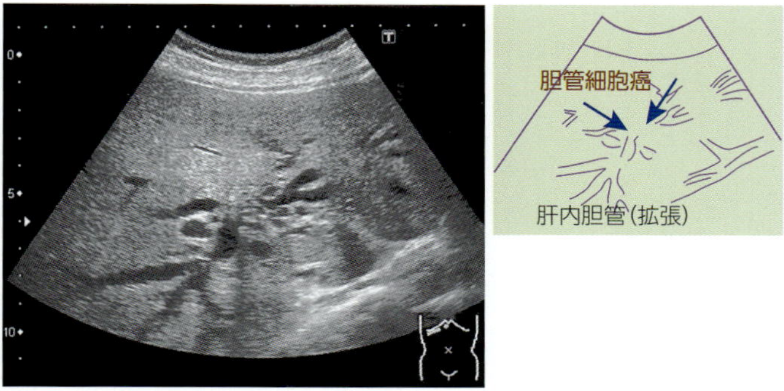

図 38　胆管細胞癌—肝門部型

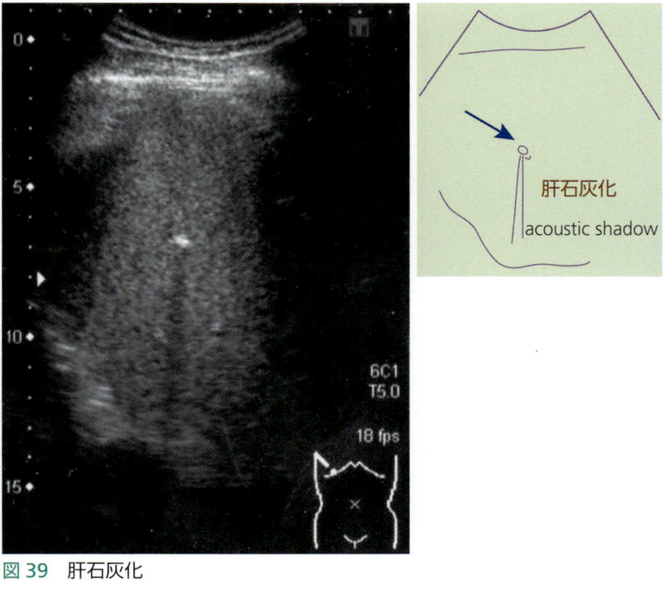

図 39　肝石灰化

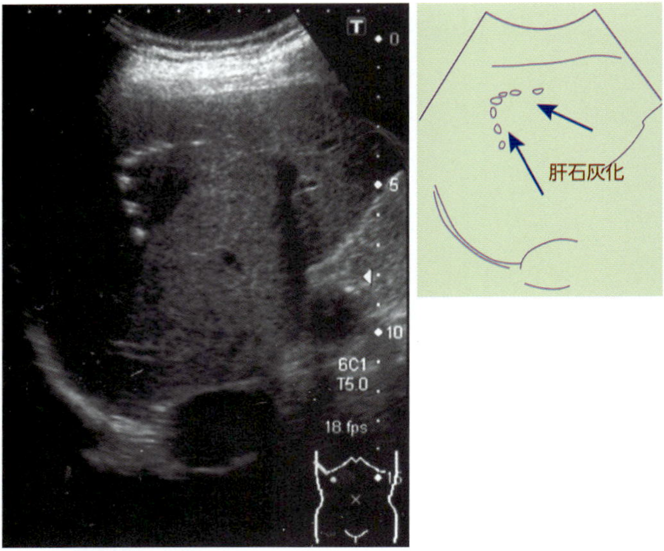

図 40　肝石灰化―多発

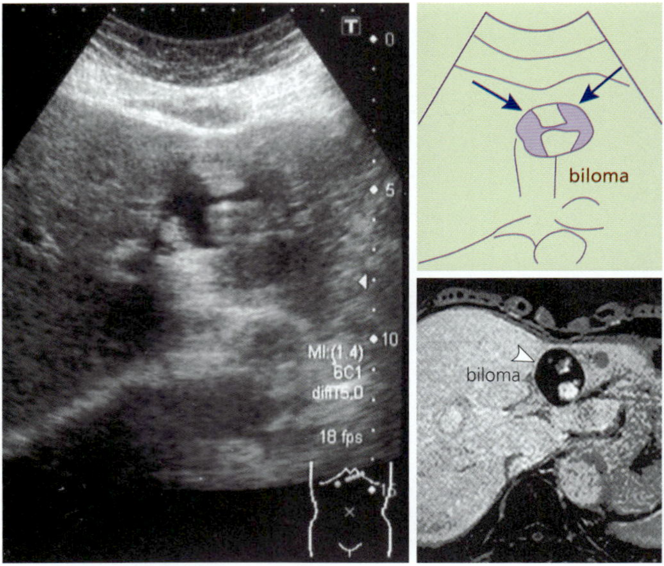

図 41　biloma（MRI 像→）

胆道

◆胆のう結石ほか

強い高エコー(strong echo)があり，後方に低エコー(acoustic shadow)を伴うのが，典型的な胆のう結石のエコー所見です。体位変換により移動性があることが特徴です。

図42は小結石が2個見られます。図43では，胆石の前面が曲線状の高エコーになっており，混成石の所見です。砂状の胆石は胆砂と呼ばれます(図44)。

粘稠な沈殿物はdebrisと呼ばれます(図45)。胆道閉塞，長期の絶食などで胆のう機能が低下した時に見られます。MRIも示します。

◆胆のうポリープほか

胆のう壁に接して存在するやや高エコーの隆起性病変で，体位変換でも移動しません。多発する場合はほとんどがコレステロールポリープです。単発で10mm以上のものは，癌が含まれる場合があり精査が必要です。図46は微小なポリープです。図47は多発例です。

石灰化を伴い，胆石との区別が困難な場合があります(図48)。体位変換でも移動しないことで鑑別します。

コメットエコーは，胆のう壁から後方に伸びる直線状の高エコーです(図49)。壁内の石灰化が原因といわれます。

◆胆のう癌

胆のう内腔に突出する隆起性病変で，ポリープとの鑑別を要します。単発，長径が10mm以上，辺縁が不整，などの特徴を持ち，ドップラーで腫瘍内部に血流を認めることがあります。図50は辺縁不整な腫瘤で，典型的な胆のう癌です。MRIも示します。より大きな例を図51にCTとともに示します。

◆胆のう腺筋症

胆のう壁の肥厚をきたす良性疾患で，壁の一部が厚くなる場合(分節型)(図52)，壁全体に及ぶ場合(びまん型)(図53)などがあります。分節型の場合は，胆のう癌との鑑別が必要な場合があります。

◆胆のう炎ほか

主に結石の頸部，胆のう管への嵌頓によって起きる胆のうの炎症です。典型的なエコー所見は，壁が肥厚して三層構造に見え（図54），内腔が拡張し，内部に debris が溜まることです。胆のう結石が確認され，プローブでの圧迫で痛みがあれば可能性が高まります。

胆のう壁が肥厚する病態として，他には腹水や急性肝炎があげられます。図 55 に腹水貯留時の例を示します。

◆閉塞性黄疸ほか

胆道系に閉塞が起きてその上流の胆管が拡張し，黄疸をきたす病態です。原因は，膵頭部癌や胆管癌，総胆管結石などです。図56 は右肝内胆管が拡張した所見で，並走する門脈と 2 本の管が並んで見え，parallel channel sign と呼ばれます。図 57 は左葉の肝内胆管の拡張所見で，CT とともに示します。門脈左枝の内側に拡張胆管が見られます。

図 58 には RFA 後の末梢胆管の拡張例を示します。この場合は，拡張は局所的です。

◆胆道気腫

胆管空腸吻合や乳頭部切開後に起きる変化です。肝内胆管に腸からの空気が入り，線状の高エコーが見られます（図 59）。CT では低濃度になります。

◆総胆管疾患

総胆管の拡張（図 60）は，膵頭部癌，肝外胆管癌，総胆管結石や胆のう摘出後などに見られます。内腔 7mm 以上の場合を拡張とします。図 61 は総胆管癌で，上流の胆管に拡張があります。図62 は総胆管結石例です。図 63 は先天性の総胆管のう腫の例を MRI とともに示します。胆道癌の合併が多く見られます。

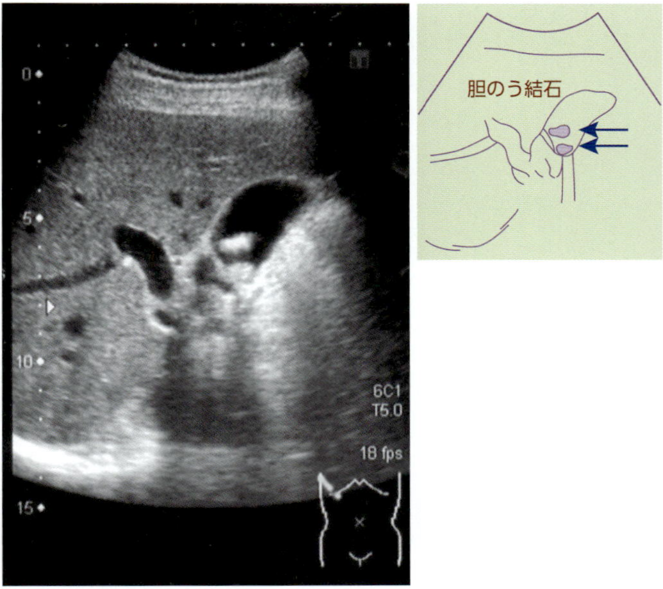

図 42　胆のう結石

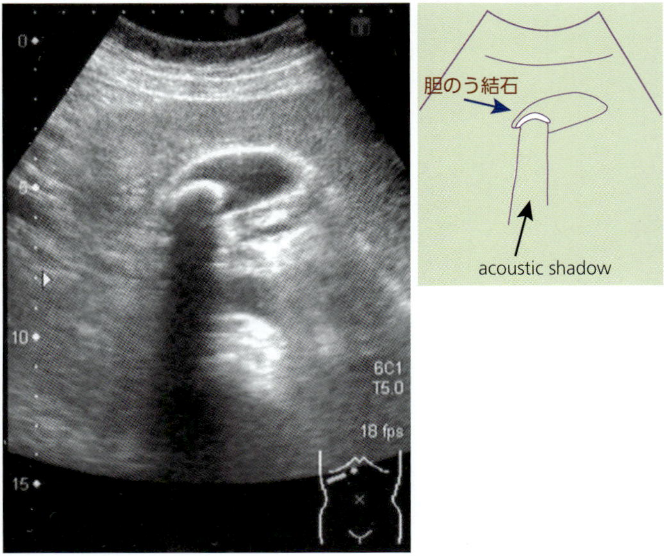

図 43　胆のう結石―混成石

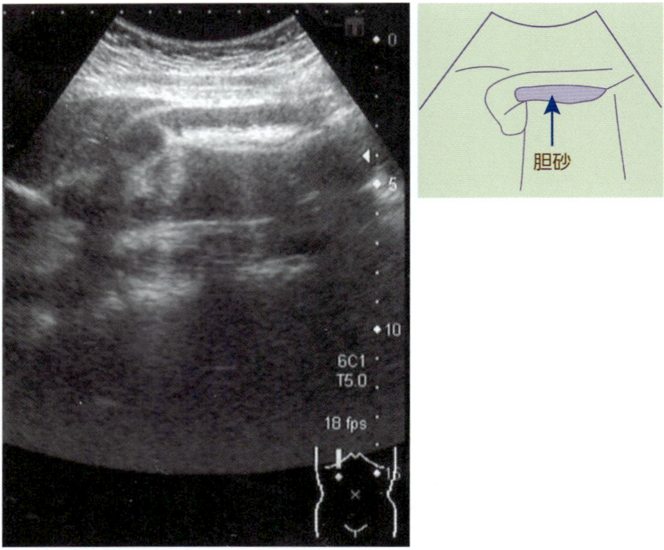

図 44　胆のう結石―胆砂

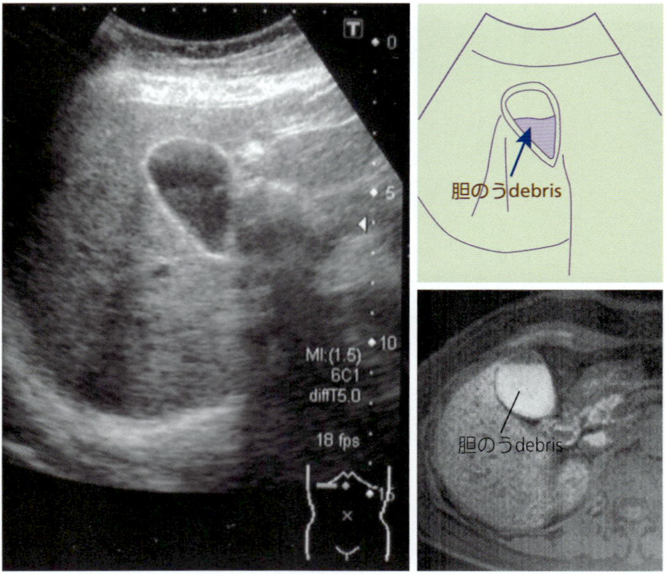

図 45　胆のう debris（MRI 像→）

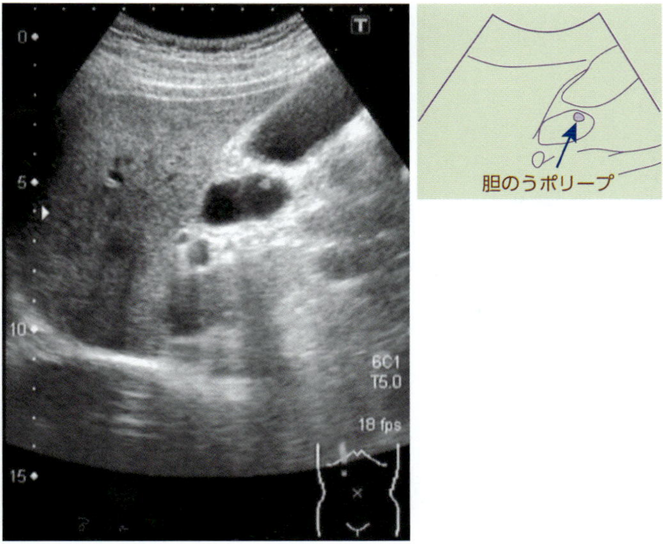

図 46　胆のうポリープ

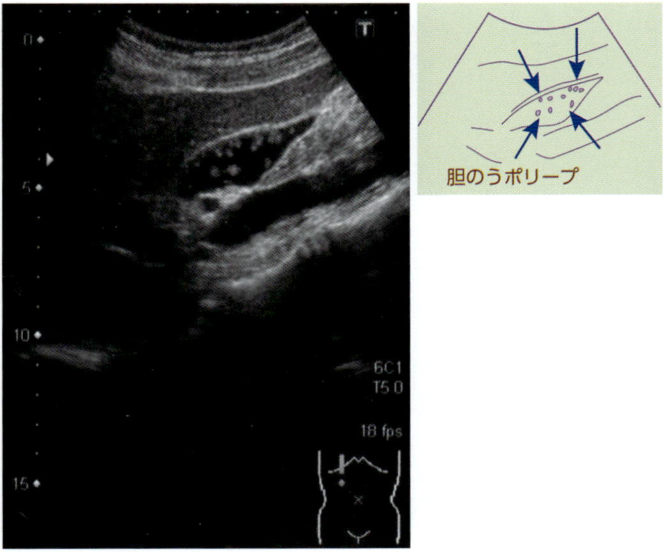

図 47　胆のうポリープ—多発

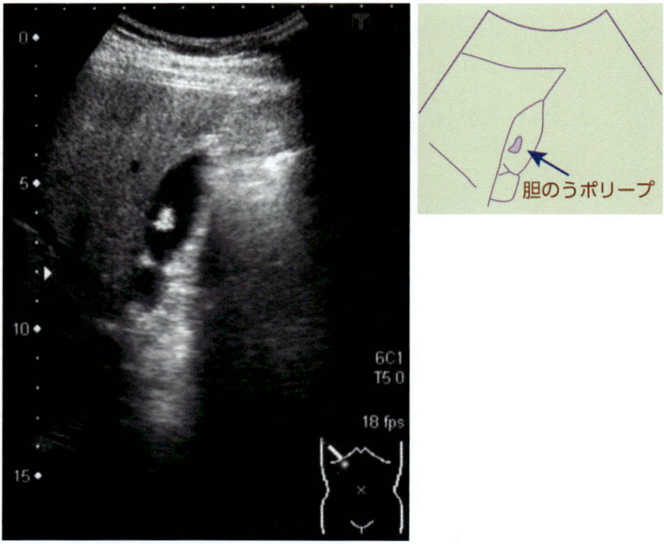

図 48　胆のうポリープ—石灰化

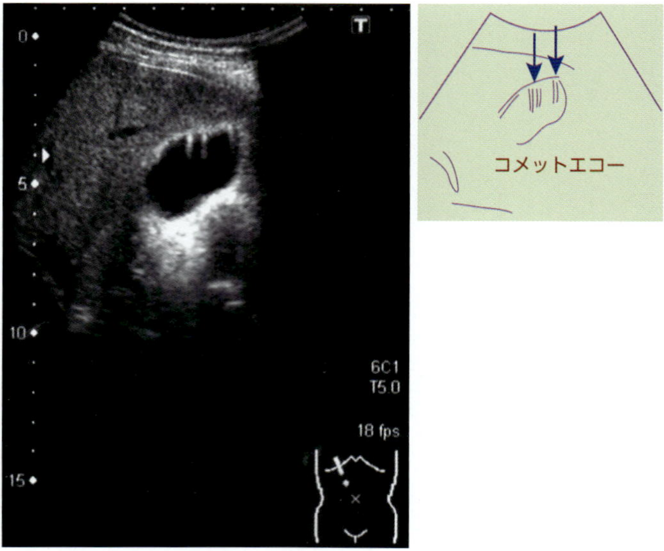

図 49　胆のうコメットエコー

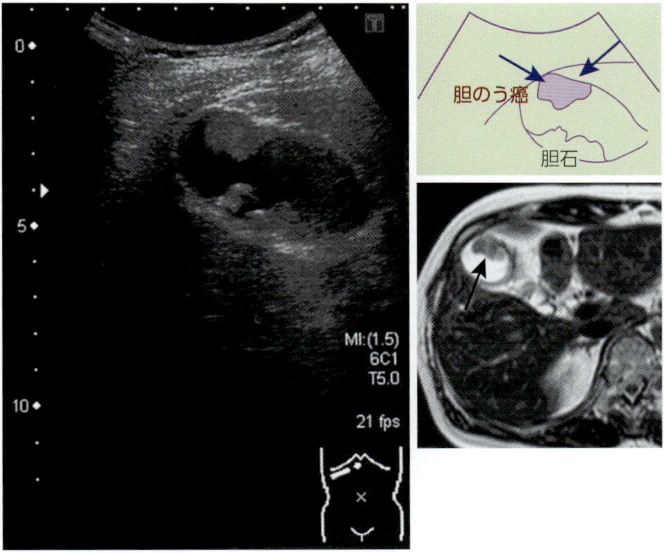

図 50　胆のう癌（MRI 像→）

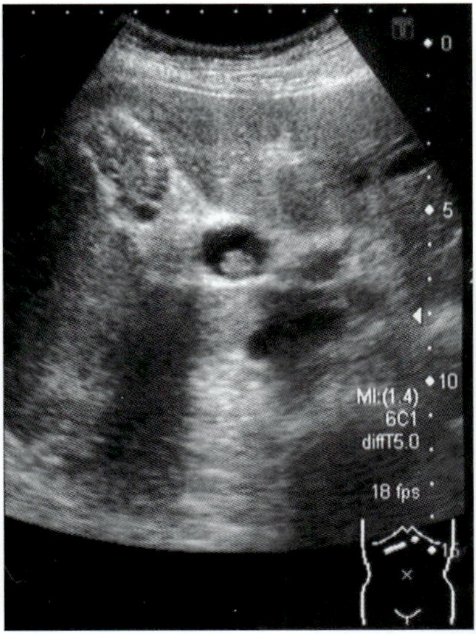

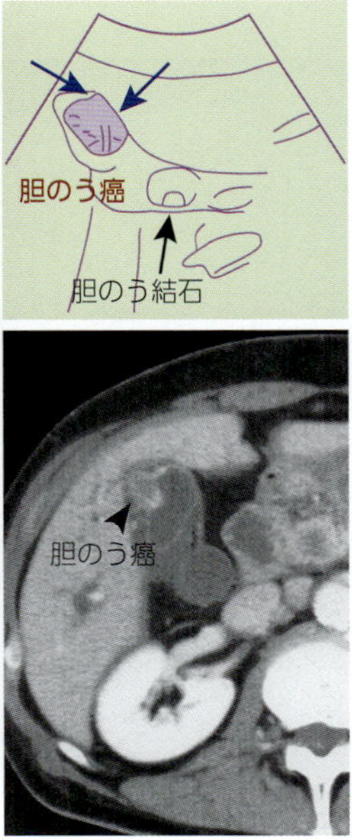

図 51　胆のう癌（CT 像→）

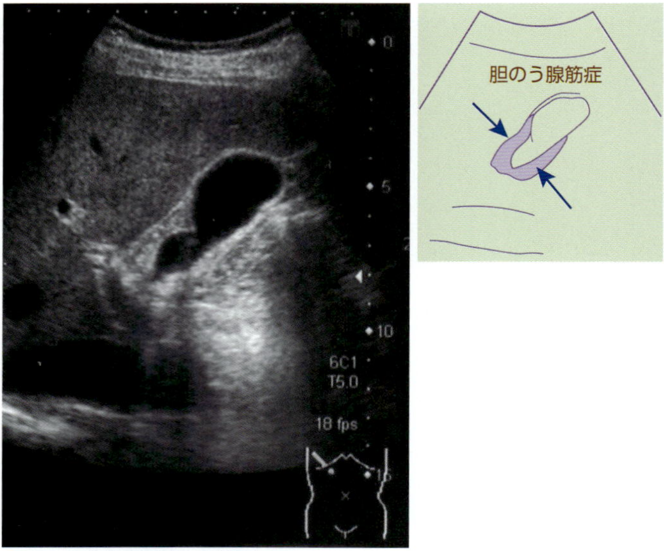

図 52　胆のう腺筋症─分節型

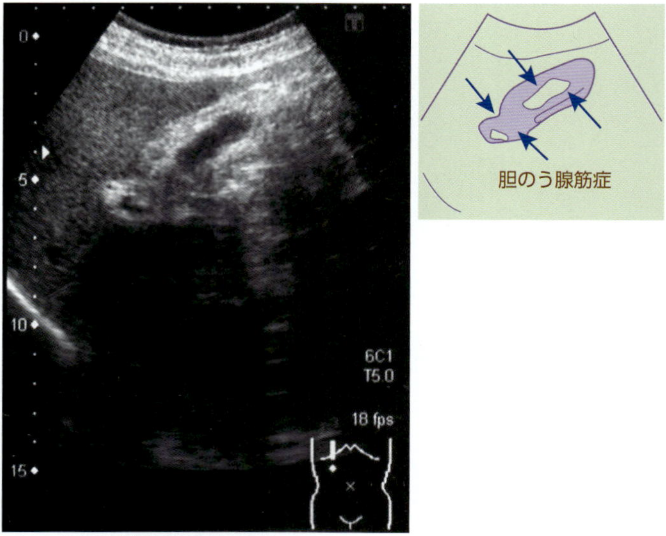

図 53　胆のう腺筋症─びまん型

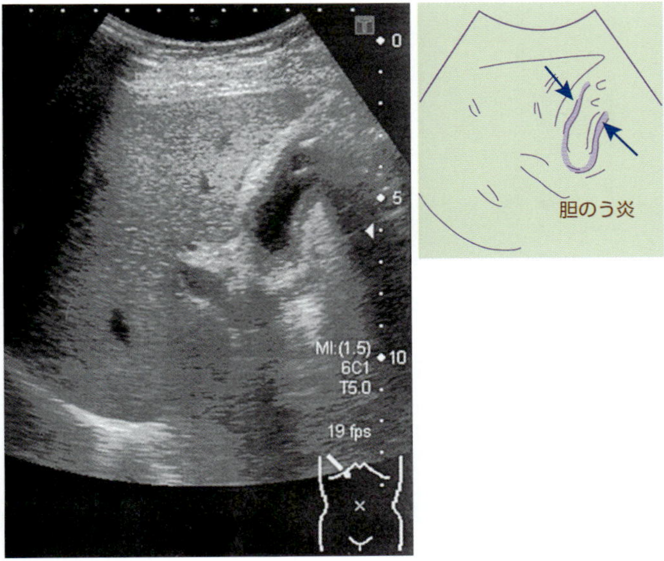

図 54　胆のう炎

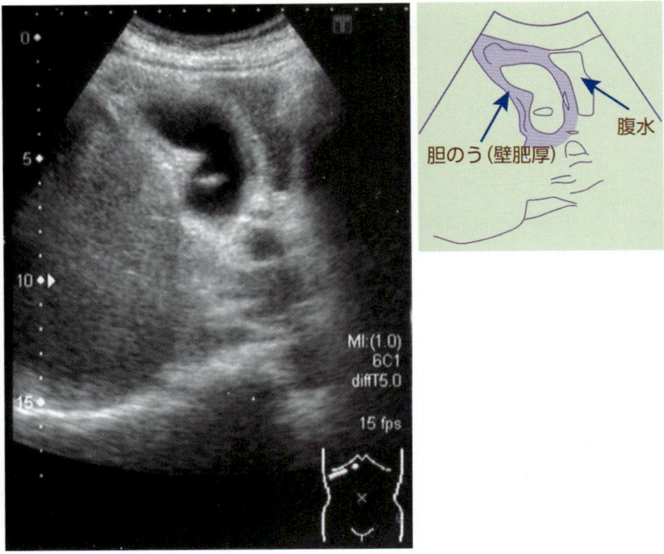

図 55　胆のう壁肥厚―腹水

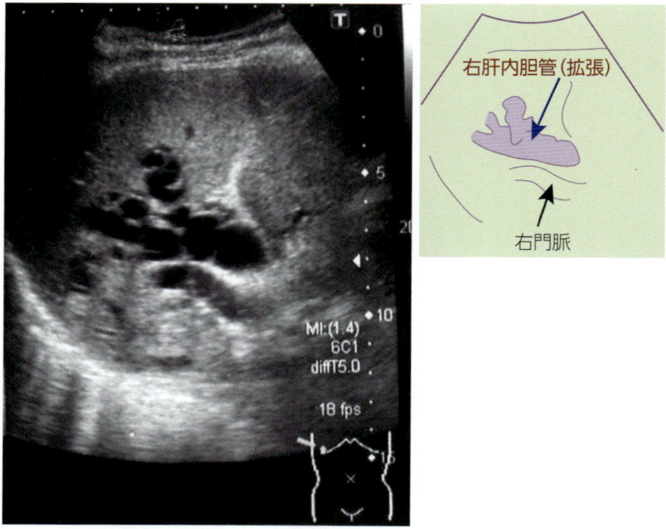

図 56　閉塞性黄疸—右葉（parallel channel sign）

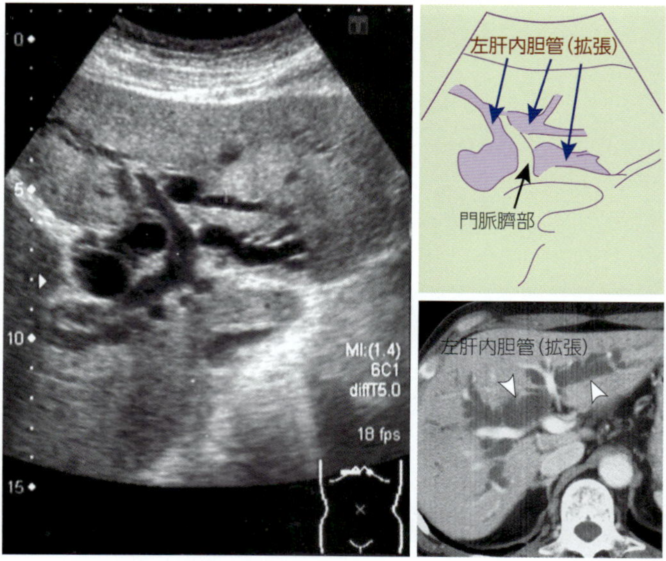

図 57　閉塞性黄疸—左葉（CT 像→）

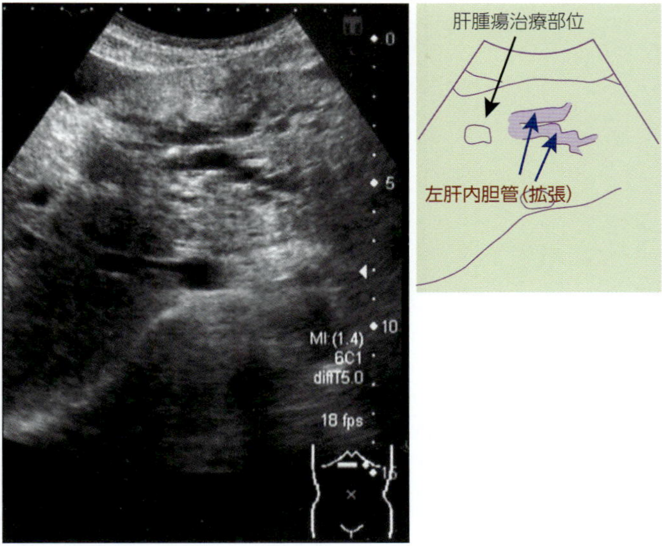

図 58　胆管拡張—RFA 後

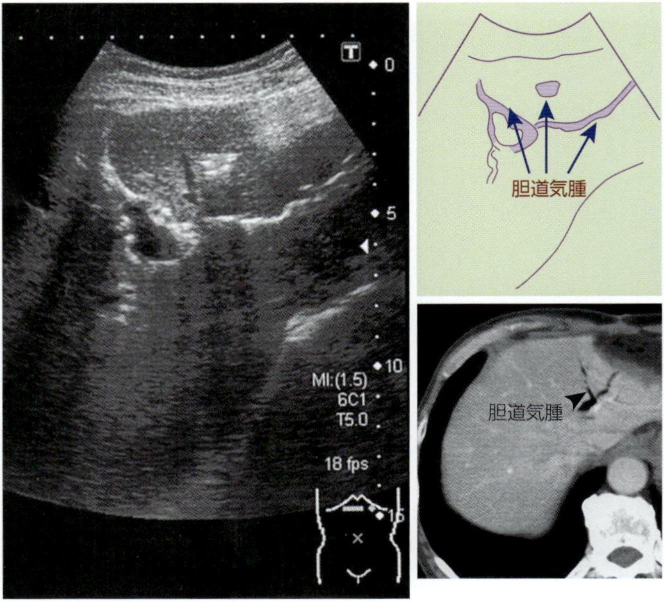

図 59　胆道気腫（CT 像→）

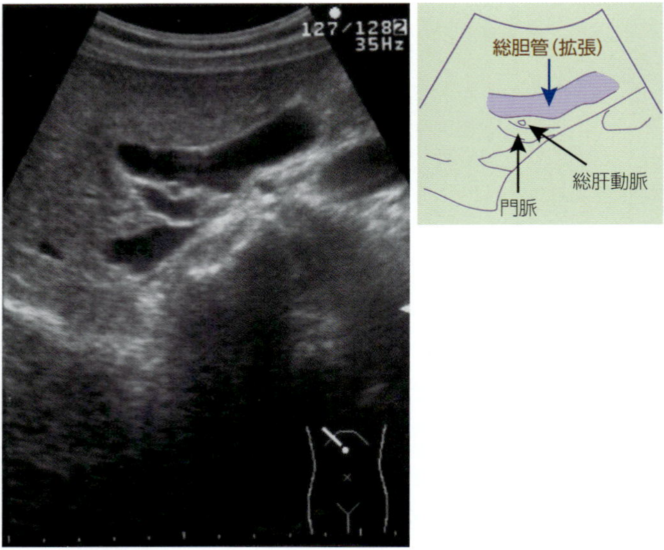

図 60　総胆管拡張

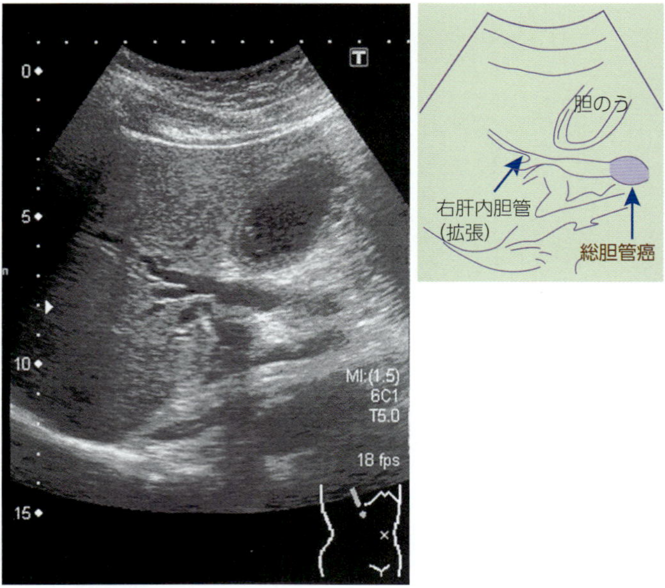

図 61　総胆管癌

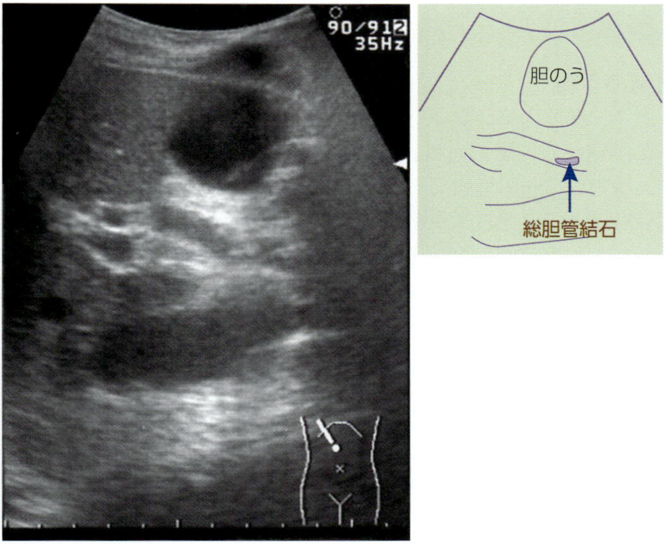

図 62　総胆管結石

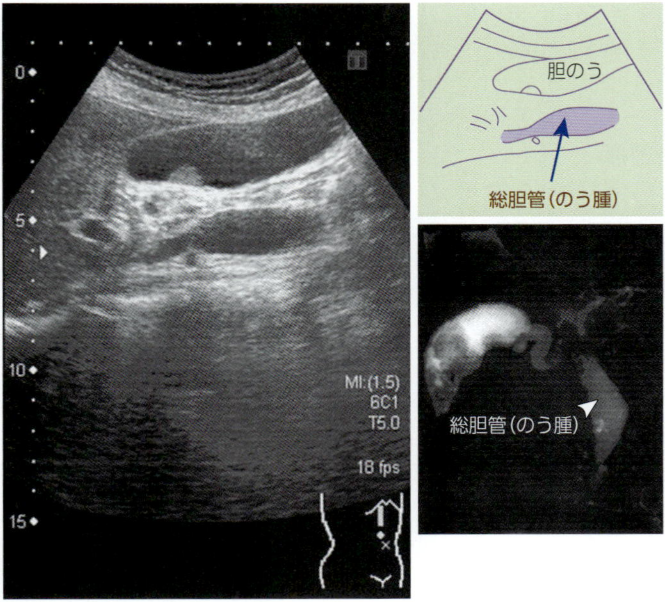

図 63　総胆管のう腫（MRI 像→）

腎臓

◆腎のう胞

非常に頻度の高い病変です。腎臓内に，**無エコーの円形〜楕円形の腫瘤**として認められます(図 64)。辺縁は整で境界は明瞭です。**後方エコーの増強**(高エコー)が見られます。辺縁から突出して存在することも多く(図 65)，プローブを扇状に操作して端から端まで観察することが必要です。腎門部に存在する場合は，拡張した腎盂(水腎症)との鑑別が必要となります。サイズの大きなものを図 66 に示します。

◆多発性のう胞腎

先天的に腎臓に大小多発ののう胞が存在する病態です。両側の腎臓に見られ，のう胞の増大で，腎臓実質は薄くなります(図 67)。

◆腎結石

強い高エコーの結節として認識され，**後方エコーの低下**が見られます(図 68，図 69)。小さいものでは，髄質の高エコーと区別できないことがあります。のう胞の辺縁に存在することもしばしば見られます(図 70)。

◆腎癌

形態は様々です。図 71 は早期のもので，腎臓辺縁から突出する低エコーとして認識されます。図 72 は進行したもので，部分的な腎盂拡張を伴っています。正常な腎臓の形態と異なる変化があれば，まず疑ってみることが重要です。

◆腎血管筋脂肪腫

境界が明瞭な**高エコーの腫瘤**として認識される良性の疾患です。図 73 は小さな例，図 74 は大きな例を示します。腎癌や結石との鑑別が必要な場合があります。

◆腎膿瘍

腎盂腎炎から進展した病態です。境界不明瞭な**低エコー陰影**が腎皮質に見られます(図 75)。CT も示します。

◆水腎症

腎盂が**拡張したラッパ状の無エコー**が腎臓の中心部から広がって見られます。結石や後腹膜への転移により下部尿路が閉塞することで生じます。図 76 は軽度の水腎症です。鑑別するものとして，腎のう胞や血管陰影があります。図 77，図 78 は中等度の水腎症です。CT も示します（図 78）。

◆腎腫大・萎縮

腎臓の長径は 8〜12cm とされます。図 79 は腫大例で，糖尿病性腎症の場合です。片腎の摘出後にも対側が代償性に肥大します。図 80 は慢性腎不全で透析中の萎縮症例です。先天的あるいは何らかの後天的理由で，腎臓のサイズに左右差を認める場合もあります（図 81）。

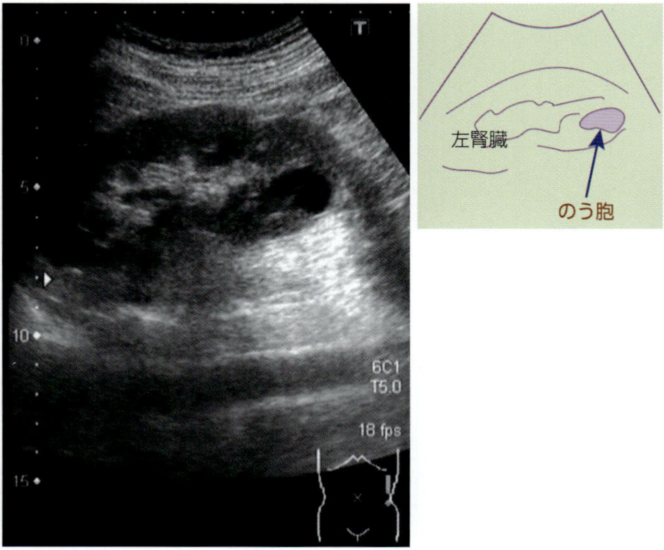

図 64　腎のう胞

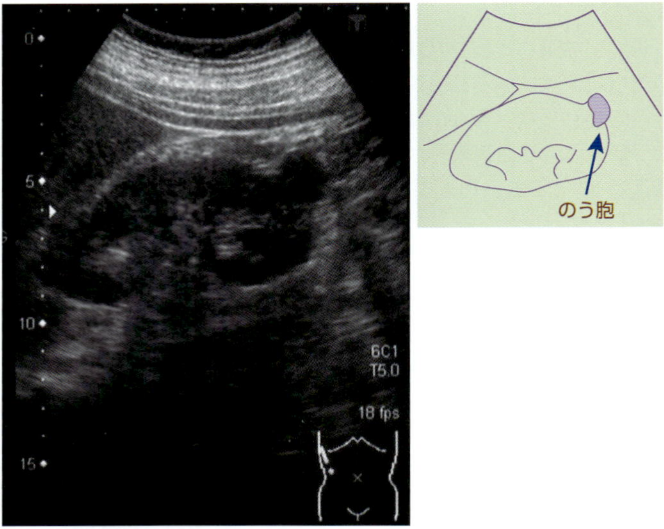

図 65　腎のう胞―辺縁

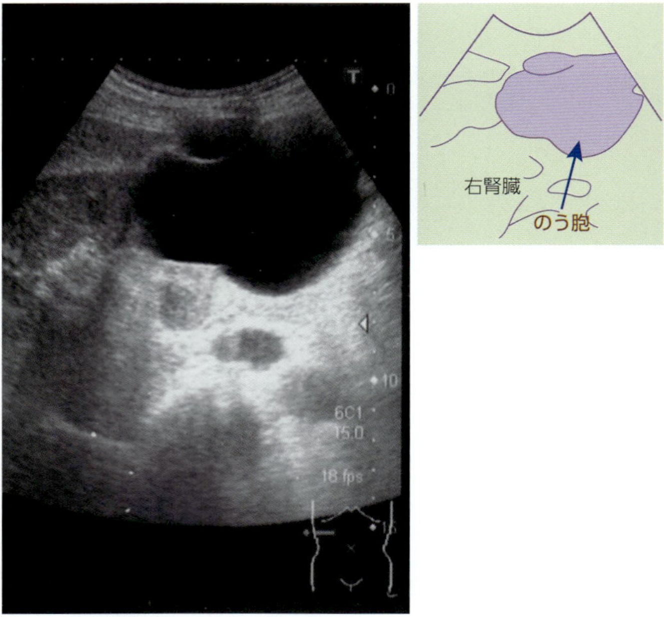

図 66　腎のう胞

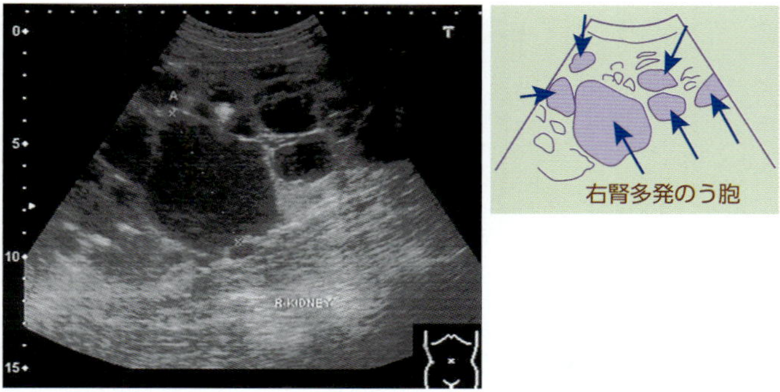

図 67　多発性のう胞腎

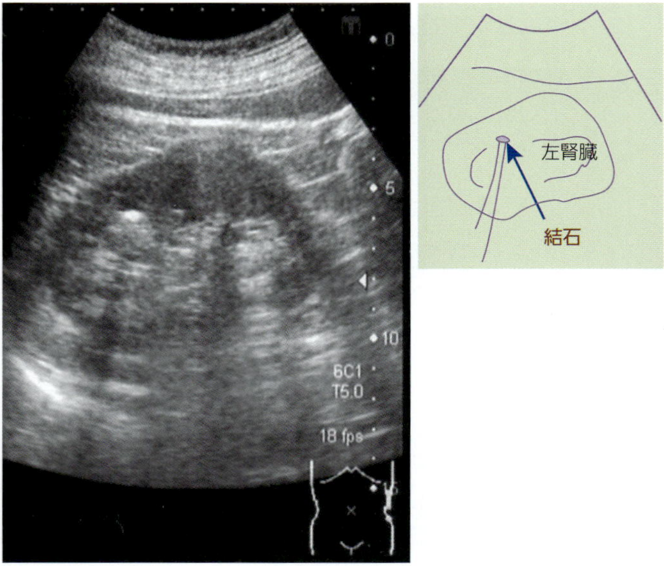

図 68　腎結石

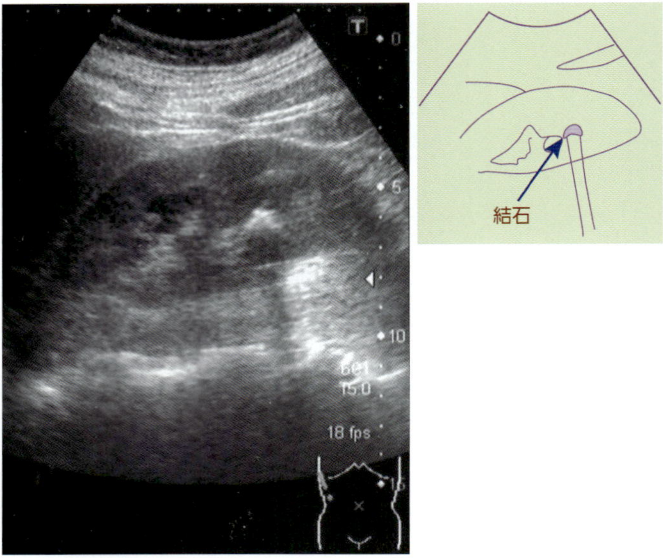

図 69　腎結石

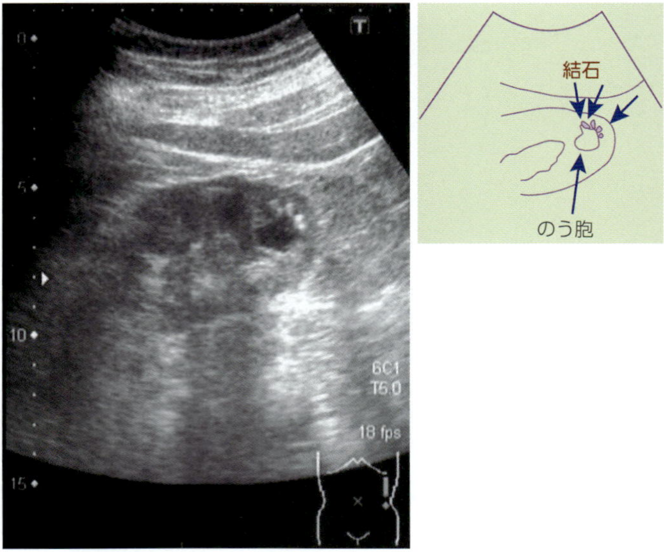

図 70　腎結石

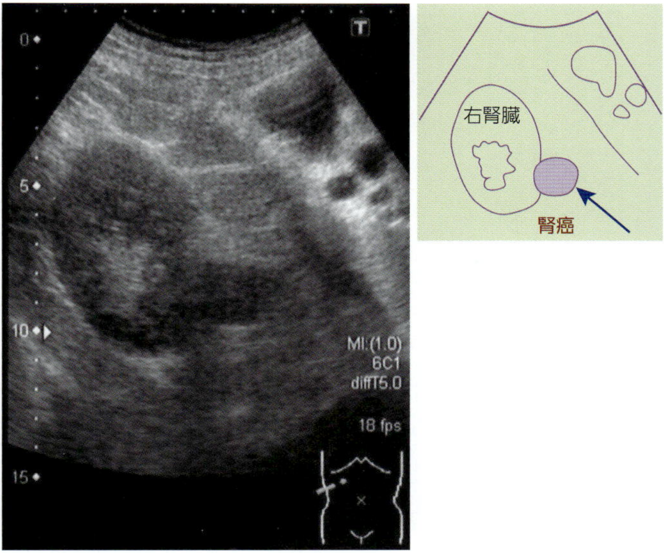

図 71　腎癌

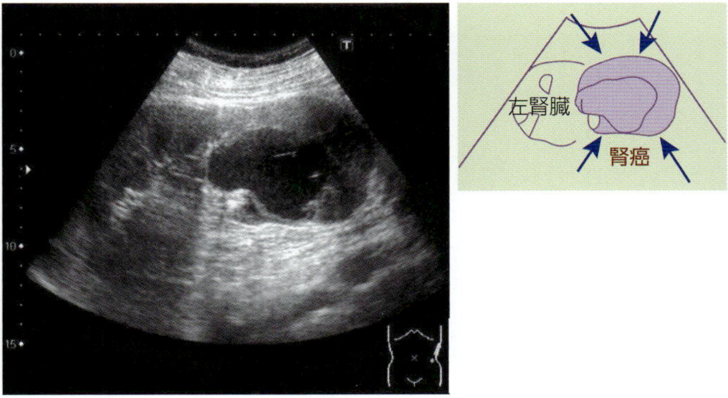

図 72　腎癌

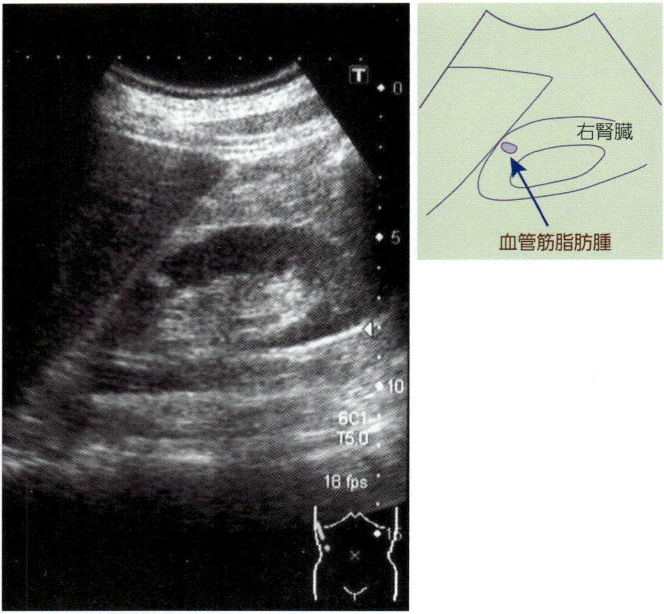

図 73　腎血管筋脂肪腫

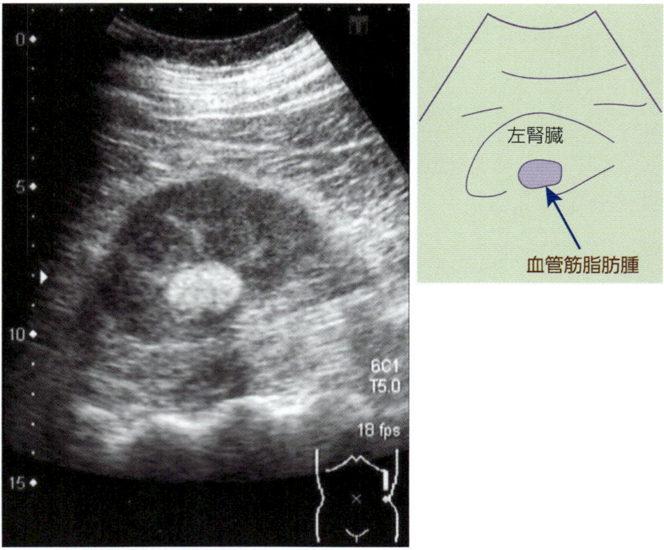

図 74　腎血管筋脂肪腫

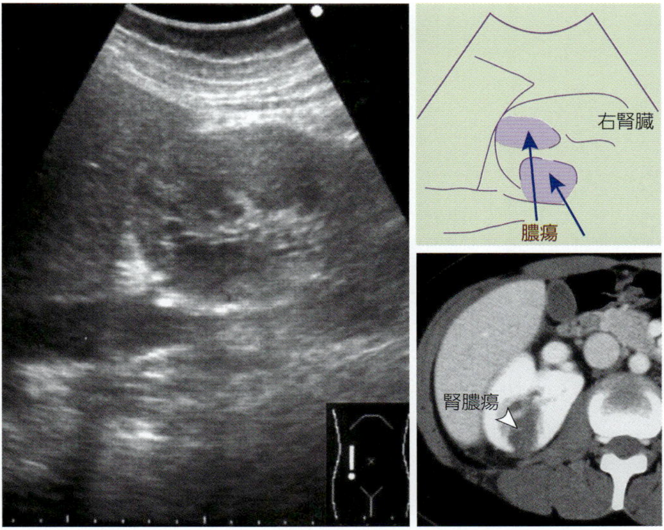

図 75　腎膿瘍（CT 像→）

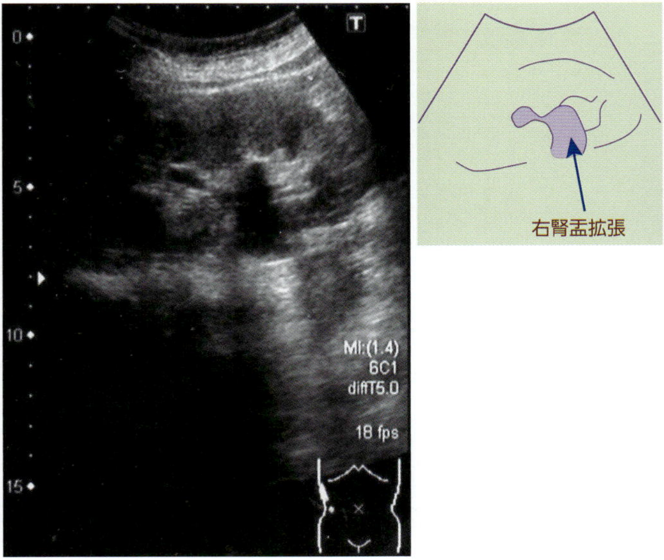

図 76　水腎症

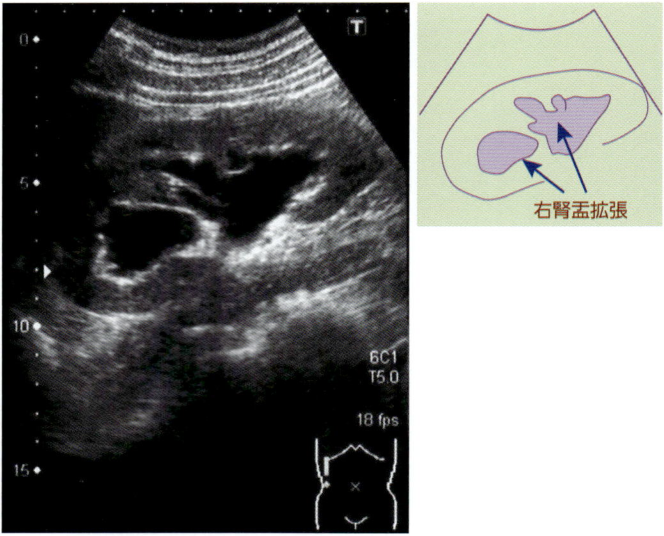

図 77　水腎症

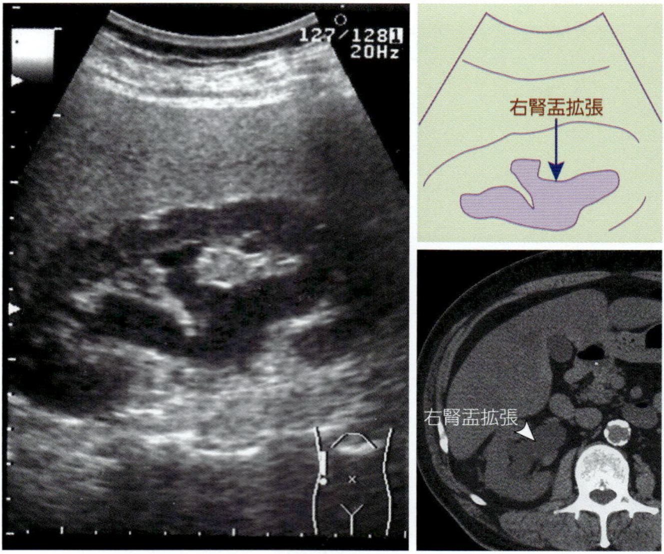

図 78　水腎症（CT 像→）

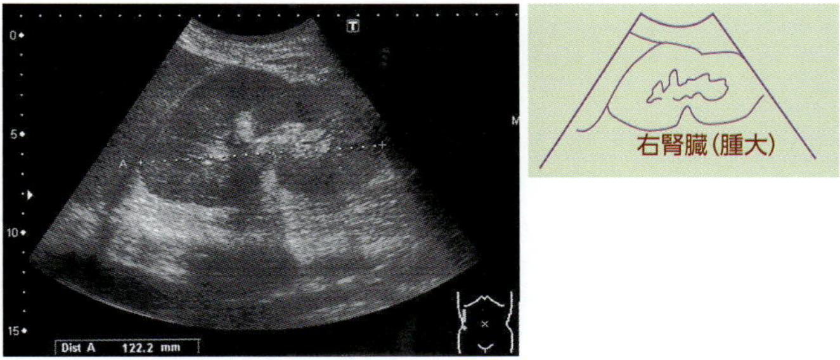

図 79　腎腫大―糖尿病性腎症

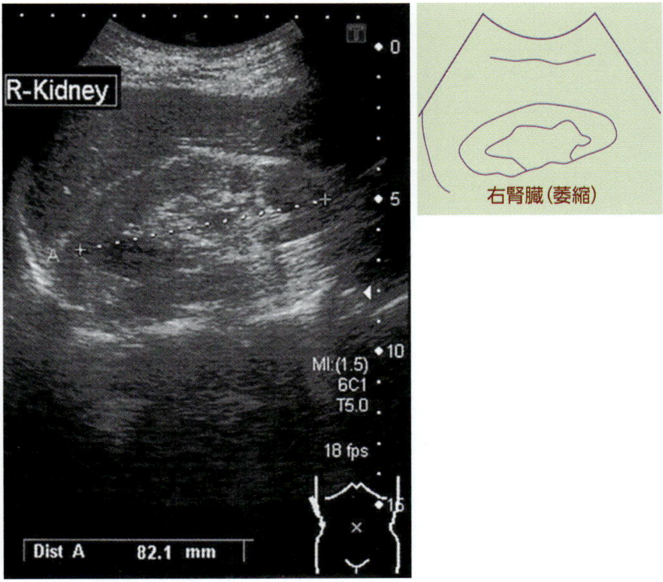

図 80　腎萎縮―慢性腎不全

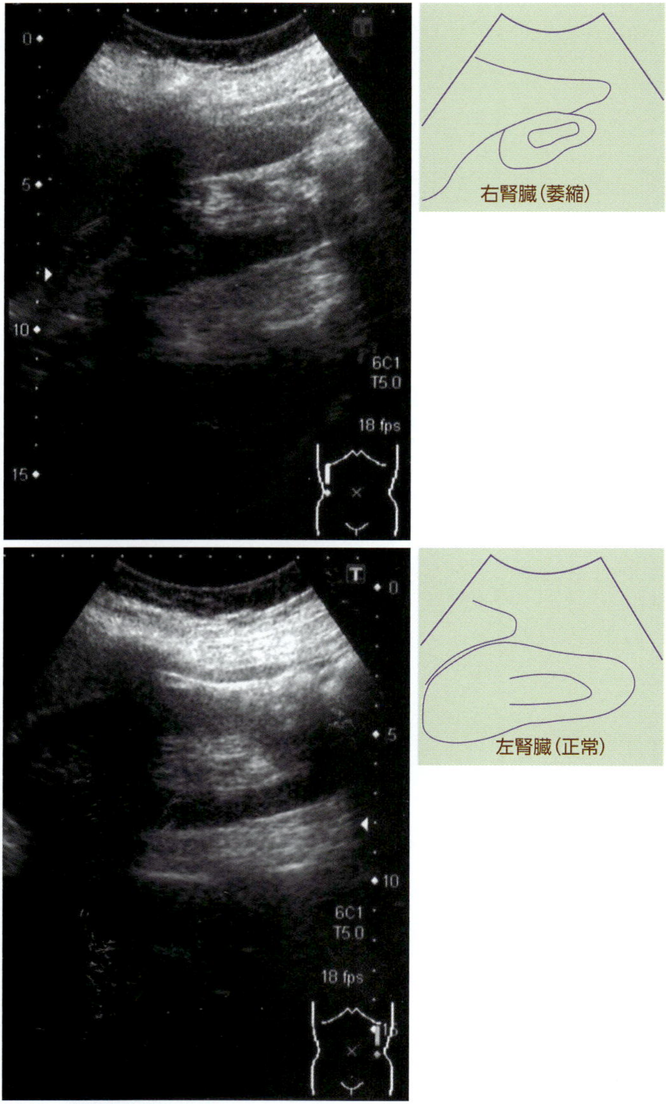

図 81　腎臓左右差

膵臓

◆膵のう胞ほか

膵実質内の**無エコー腫瘤**として認められます。図 82 に体部ののう胞例を CT とともに示します。図 83 には膵鉤部のぶどうの房状ののう胞を示します。この場合は分枝型の**のう胞性膵腫瘍（膵管内乳頭粘液性腫瘍〈IPMN〉）**と考えられます。図 84 は主膵管型の IPMN で，MRI も示します。

◆膵癌

低エコーの腫瘤として認められます。しばしば上流の**膵管が拡張**します。図 85 は頭部（～体部）に存在する膵癌で，閉塞性黄疸をきたした症例です。CT も並べて示します。図 86 は体部の，図 87 は尾部の膵癌で，CT とともに示します。

◆急性膵炎

主にアルコール多飲や総胆管結石により起きる病態です。エコー所見としては，**膵臓腫大**，周囲の**液体貯留**と**組織の壊死像**です。図 88 は体尾部の腫大と液体貯留が見られ，CT も示します。図 89 では膵周囲の壊死組織が低エコーに見えています。

◆慢性膵炎

主に長期的なアルコール多飲により起こります。所見としては，**膵萎縮**，**膵管の拡張**，**膵石**（図 90），などです。膵液が貯留した**仮性のう胞**を生じる症例もあります（図 91）。

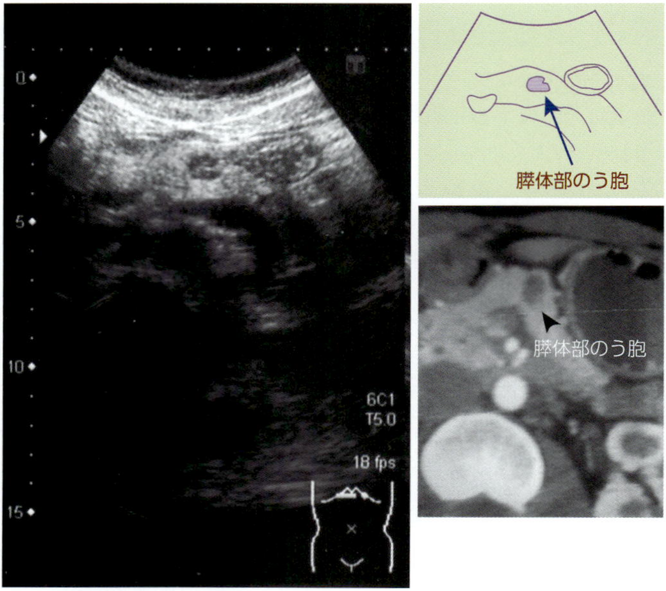

図 82　膵のう胞（CT 像→）

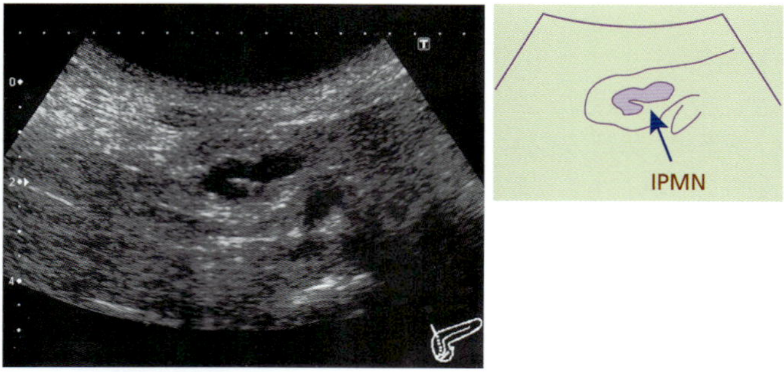

図 83　IPMN—分枝型

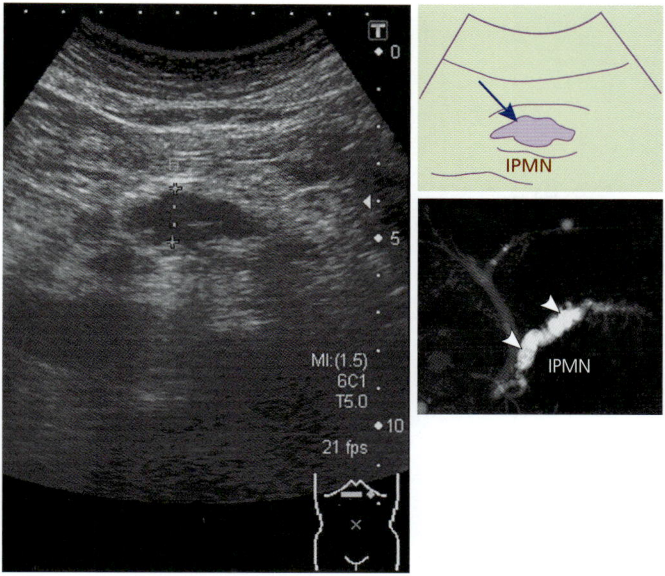

図 84　IPMN―主膵管型（MRI 像→）

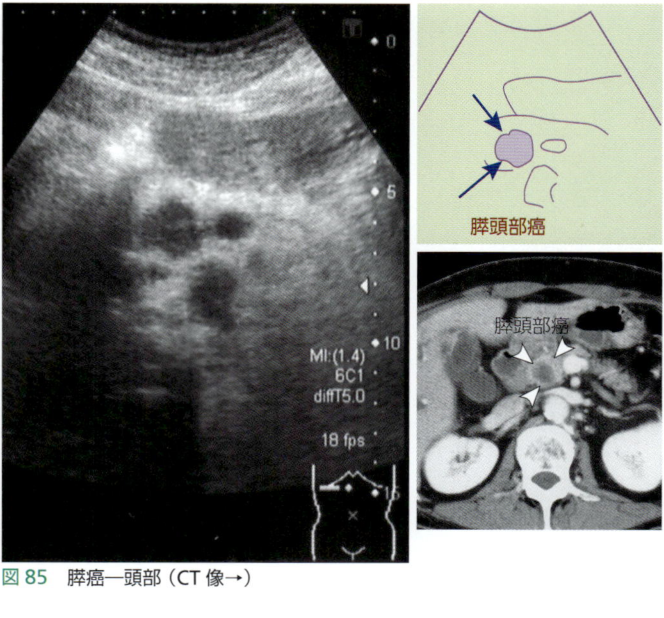

図 85　膵癌―頭部（CT 像→）

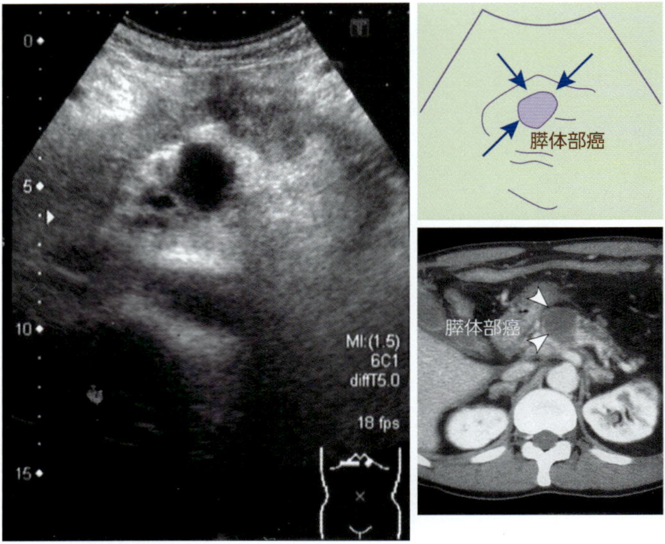

図 86　膵癌—体部（CT 像→）

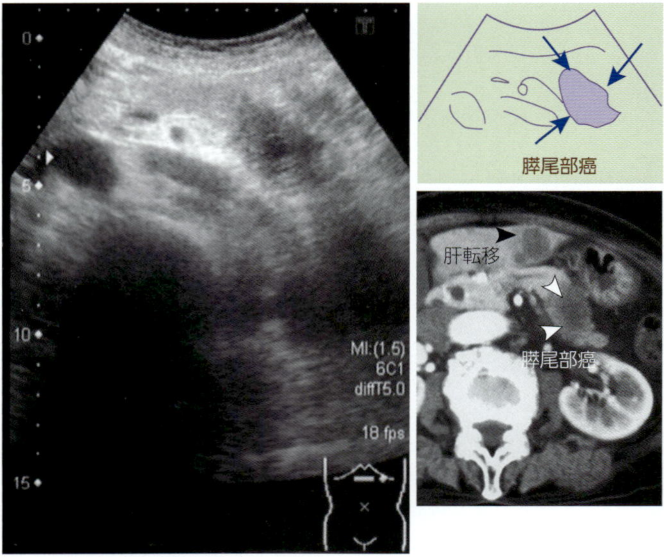

図 87　膵癌—尾部（CT 像→）

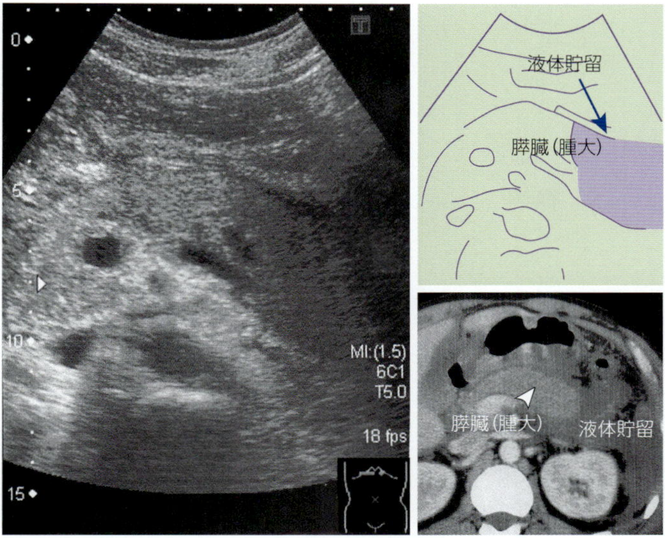

図 88　急性膵炎（CT 像→）

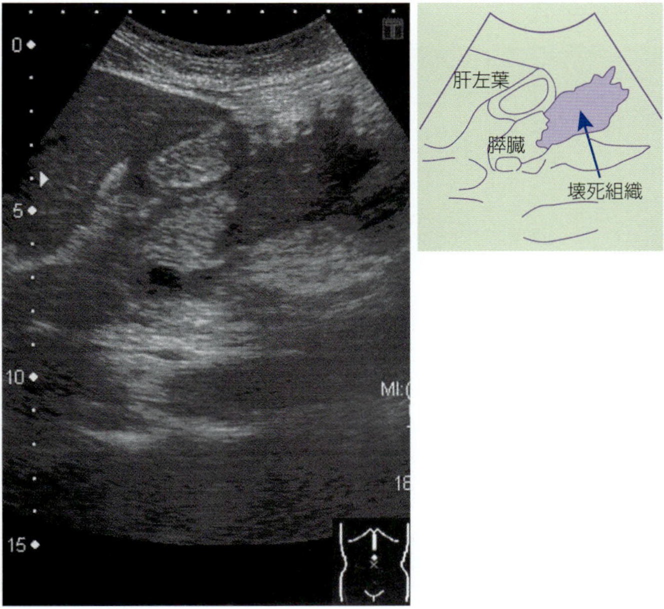

図 89　急性膵炎

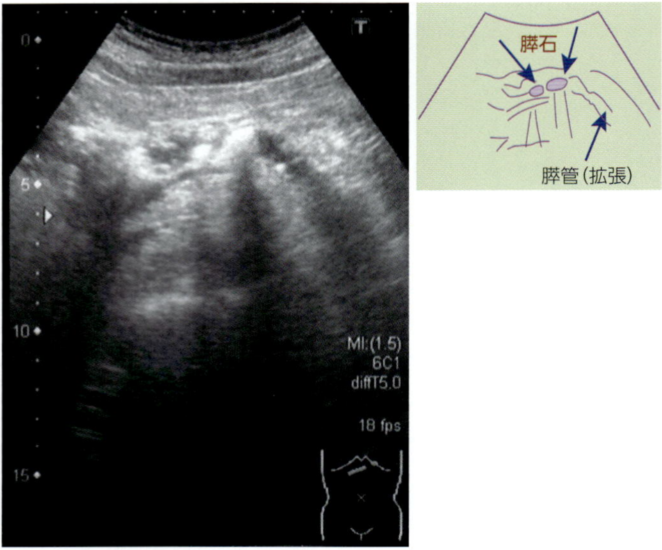

図 90　慢性膵炎—膵石

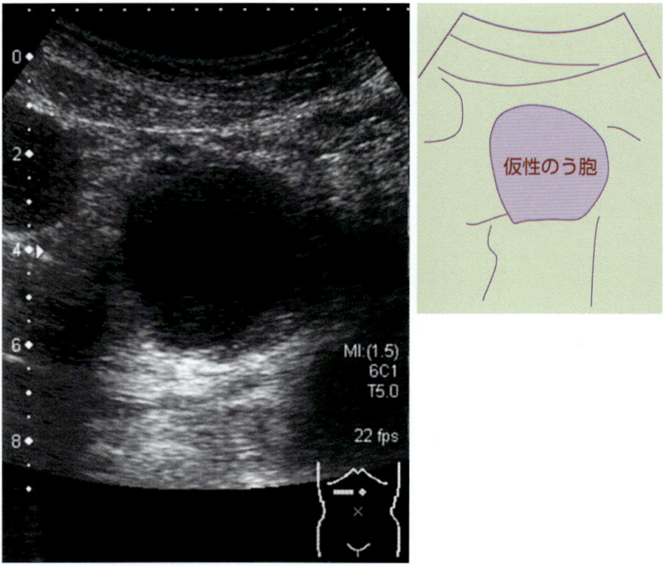

図 91　慢性膵炎—仮性のう胞

脾臓

正常な脾臓のサイズは長径で 10cm 未満，spleen index（7 章）で 20 未満です。図 92 は伝染性単核球症の患者に見られた脾腫です。脾腫をきたす疾患としては，肝硬変，血液疾患，感染症，自己免疫性疾患などがあります。

副脾は正常脾臓の分葉異常で，主に脾門部に円形の等エコーとして見られます（図 93）。

他の脾臓の変化として，石灰化（図 94）やのう胞（図 95）があります。

まれに転移性の脾腫瘍が見られます。図 96 は悪性リンパ腫の症例で，脾門部のリンパ節腫脹を伴っています。

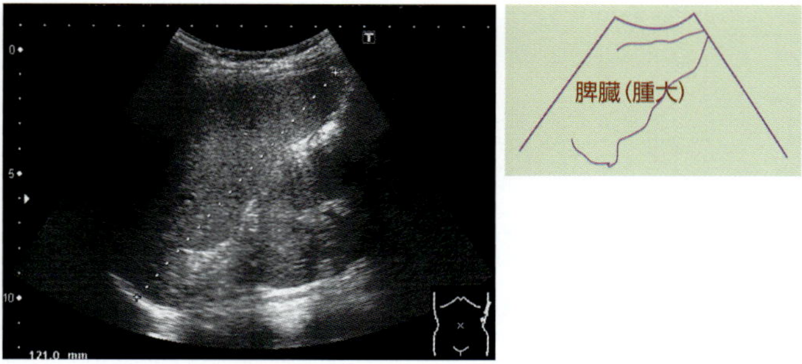

図 92　脾腫—伝染性単核球症

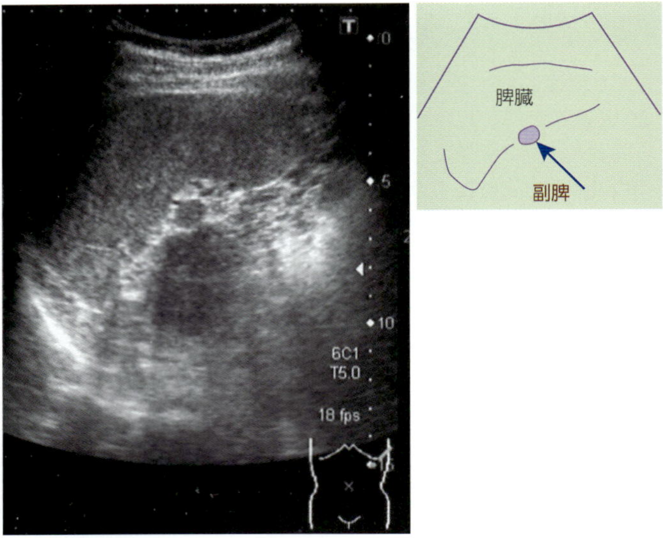

図 93　副脾

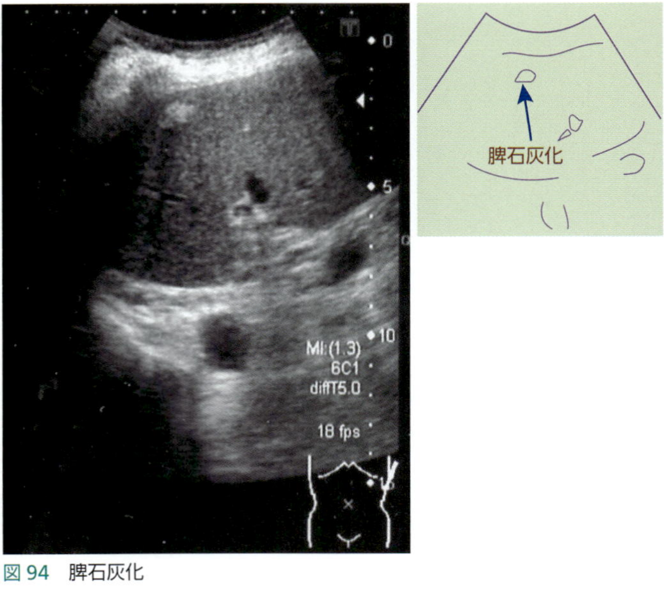

図 94　脾石灰化

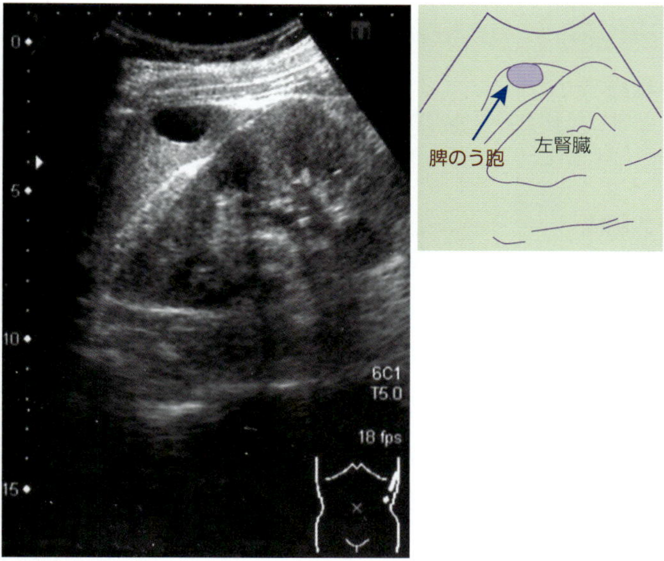

図 95　脾のう胞

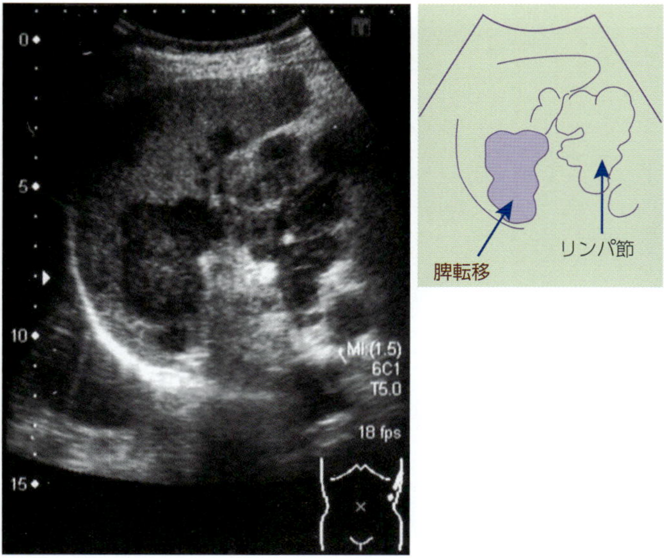

図 96　脾転移―悪性リンパ腫

消化管

◆胃癌

肥厚した壁を持つ腫瘤影が上腹部に認められます。CT とともに示します（図 97）。図 98 は胃壁肥厚が目立つ例です。

◆大腸癌

典型的には，楕円形の腫瘤で，肥厚した大腸壁が低エコー，内腔のガスが高エコーで腎臓に似た陰影となり，**pseud kidney sign** と呼ばれます（図 99，図 100）。図 101 は進行した巨大腫瘤の症例で，CT とともに示します。

◆その他

腸閉塞では，腸管壁の高エコーと内腔の液体の低エコーが交互に並び，**keyboard sign** と呼ばれます（図 102）。CT とともに示します。

虫垂炎では，右下腹部で圧痛部位に一致して**低エコーののう状の構造物**を認めます。図 103 に CT とともに示します。

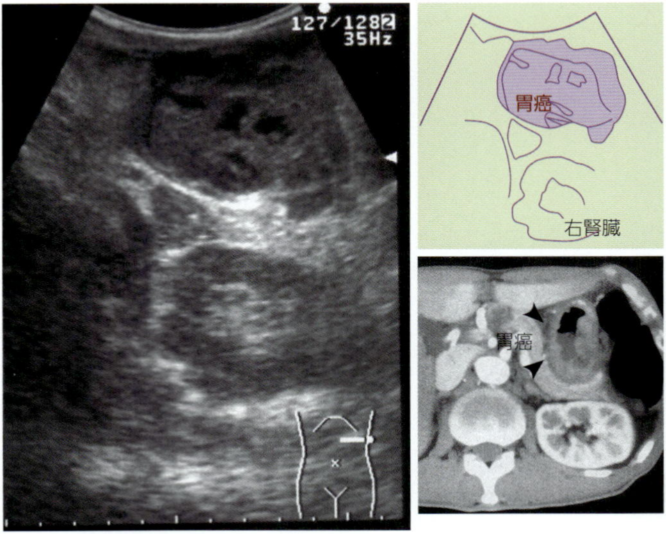

図 97　胃癌（CT 像→）

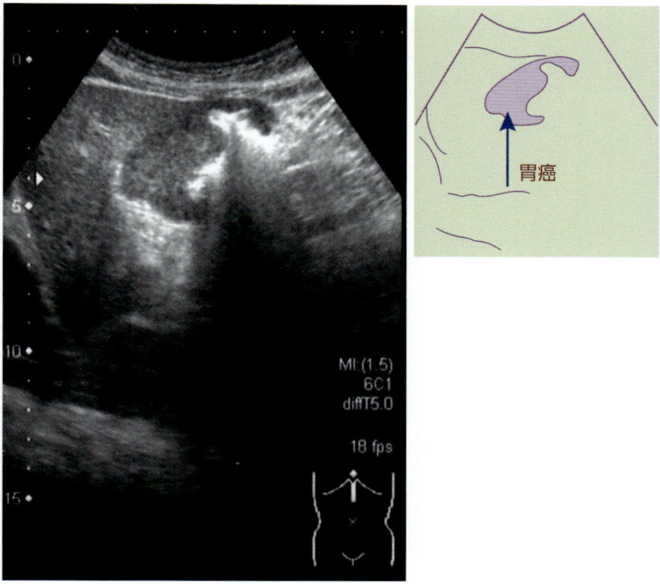

図 98　胃癌

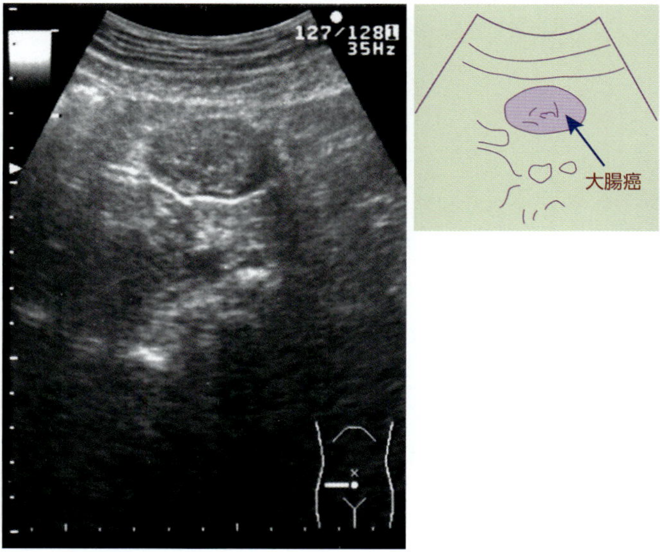

図 99　大腸癌―S 状結腸

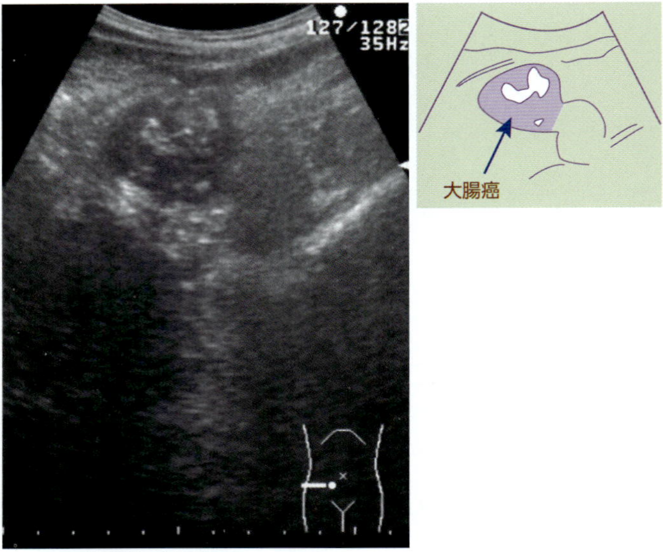

図 100　大腸癌—上行結腸

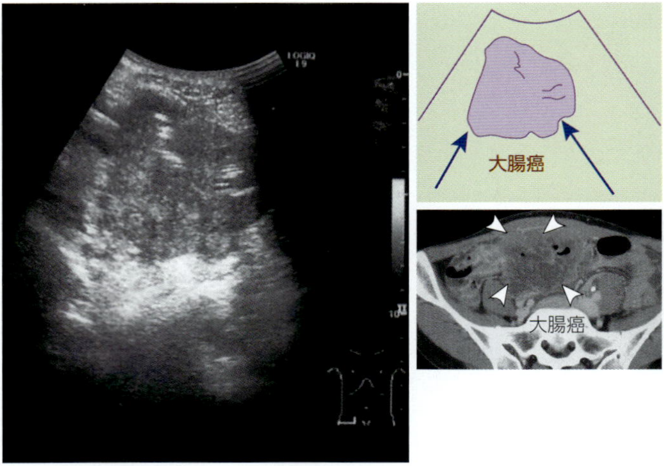

図 101　大腸癌—S 状結腸（CT 像→）

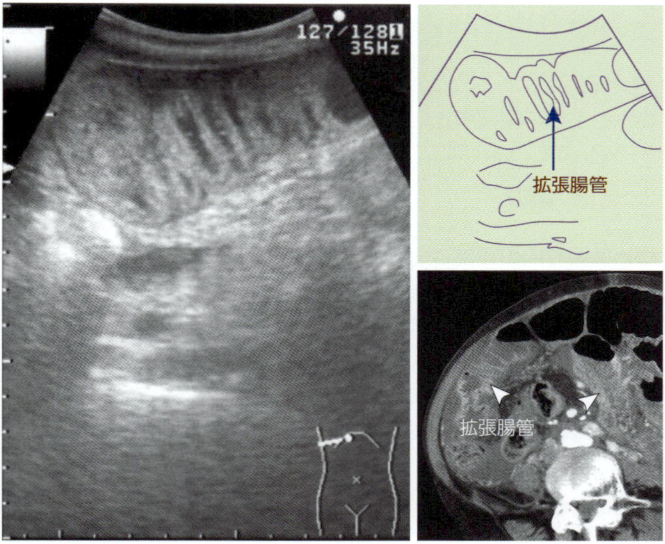

図 102　腸閉塞—keyboard sign（CT 像→）

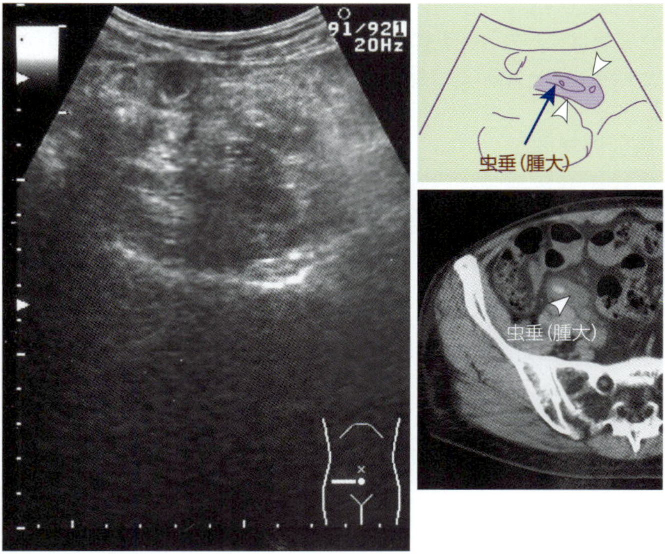

図 103　虫垂炎（CT 像→）

その他

◆胸水ほか

胸水は左右の**横隔膜上に無エコー**の液体貯留像として認められます。図 104 では，高エコーの無気肺を伴っており，CT とともに示します。原因は，心不全，結核性胸膜炎や肝硬変（図 105）などです。

腹水は**腹腔内の無エコー**の液体貯留で，肝硬変（図 106）やネフローゼ症候群（図 107）による低アルブミン血症や癌性腹膜炎で認められます。量が多いと腸管が腹水中に浮かんで移動するのが観察されます。少量の場合は，モリソン窩での観察が重要です。

心のう水は心臓周囲に液体が溜まる状態で，心不全，癌性心膜炎などで見られます。心窩部にプローブを縦当て（図 108）または横当て（図 109）とし，吸気で**心臓周囲の無エコー**像を観察します。

◆リンパ節腫大

図 110 に大動脈周囲の多発リンパ節腫脹例（悪性リンパ腫）をCT とともに示します。肝実質より**やや低エコーの円形の結節**として認識されます。図 111，図 112 は胃癌によるリンパ節腫大です。後者は CT も示します。リンパ節が疑われたら，必ず 2 方向から観察して，結節であることを確認してください。

◆副腎腫瘍ほか

副腎は腎臓の頭側の内側に存在し，エコーでは通常は認識されません。その部位に腫瘤影を認めたら，**副腎腫瘍**を疑います。図 113 は無機能の良性腫瘍，図 114 は癌の転移による腫大の症例で，各々 MRI，CT とともに示します。

図 115 には，癌性腹膜炎の症例での**播種結節**を示します。腹水の中に，壁側腹膜上の結節として認識できる場合があります。

◆大動脈病変

年齢の上昇とともに，動脈硬化による**石灰化結節**が見られます（図 116）。

図 117 は**腹部大動脈瘤**の症例で，CT とともに示します。エコー上，動脈径が近傍の 1.5 倍以上であれば，大動脈瘤と診断できます。

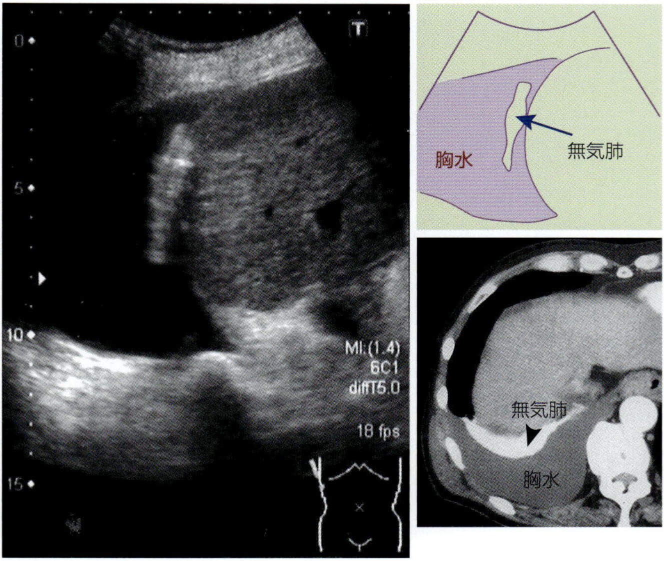

図 104　胸水（CT 像→）

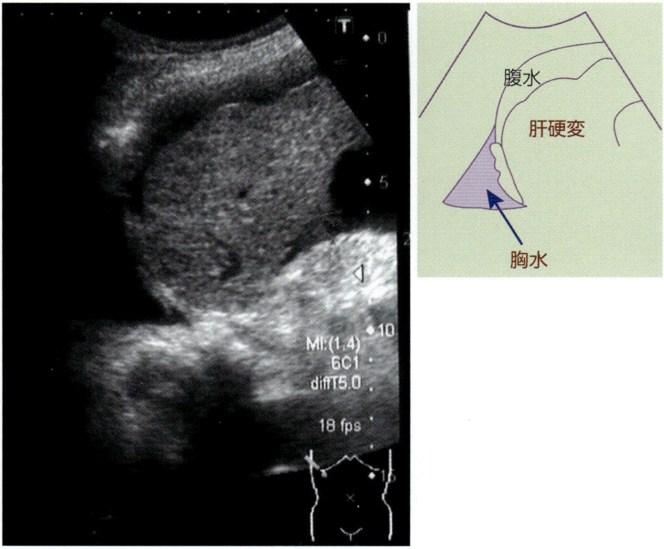

図 105　胸水—肝硬変

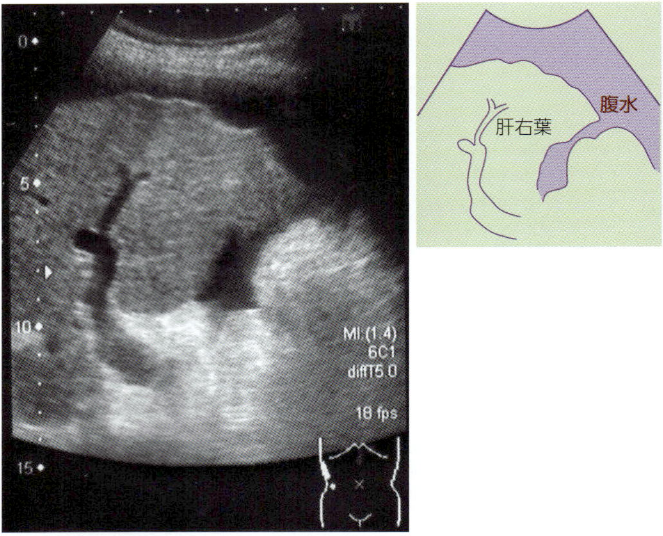

図 106　腹水—肝硬変

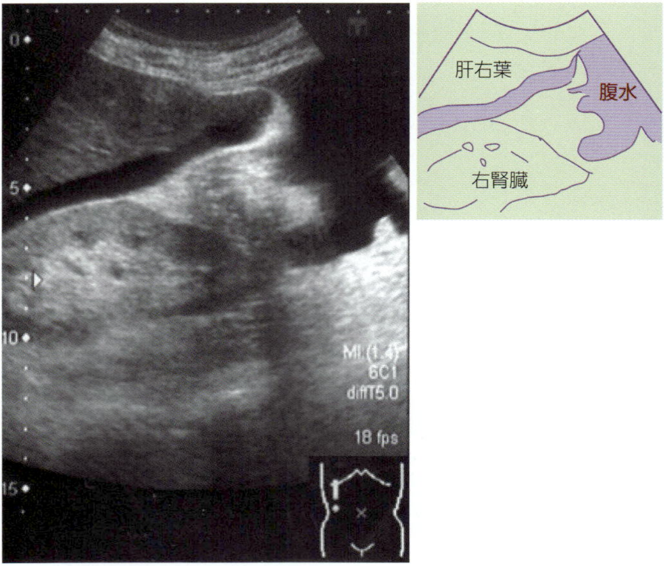

図 107　腹水—ネフローゼ症候群

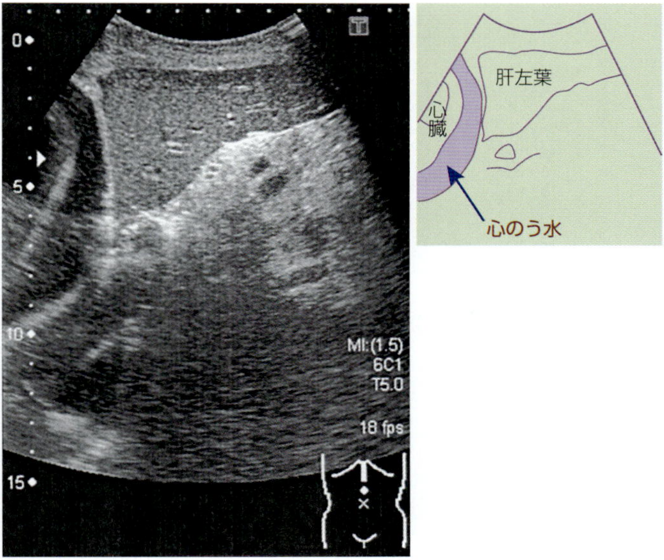

図 108　心のう水

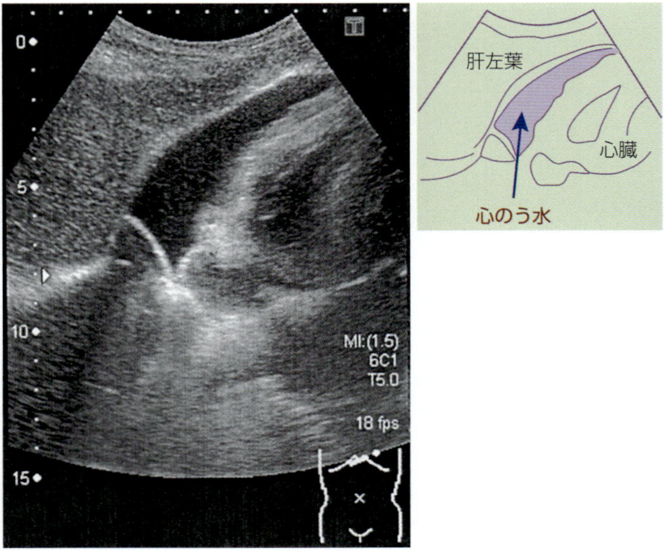

図 109　心のう水

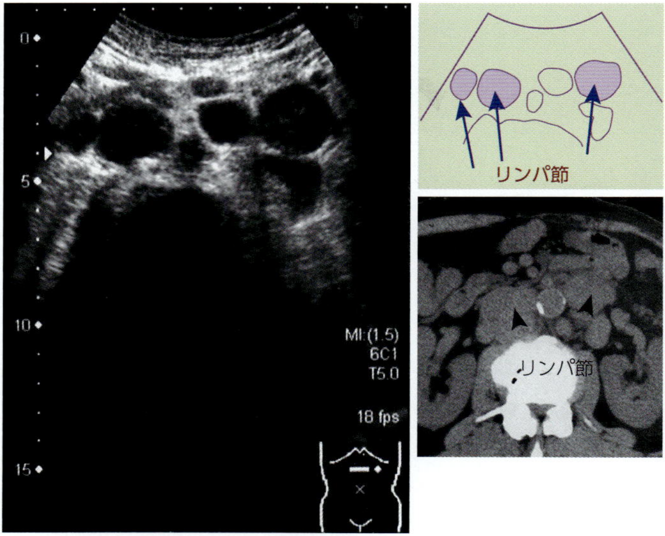

図 110　リンパ節腫大—悪性リンパ腫（CT 像→）

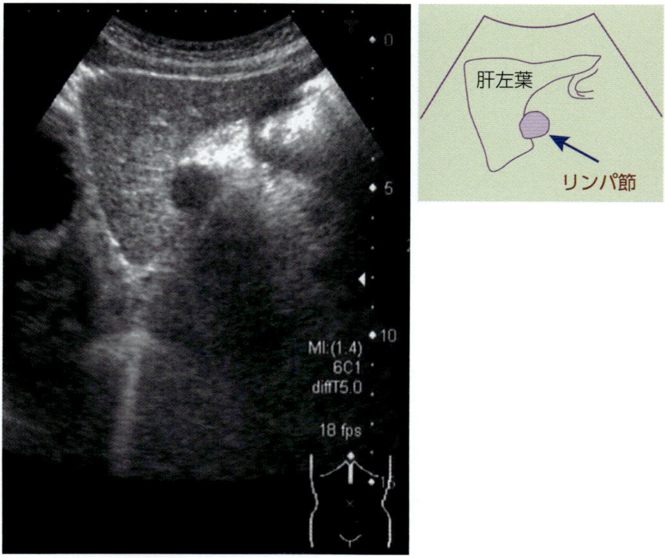

図 111　リンパ節腫大—胃癌

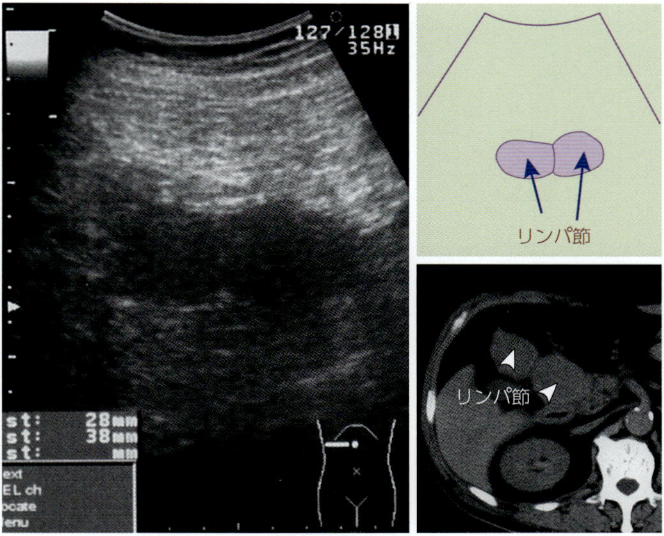

図 112　リンパ節腫大―胃癌（CT 像→）

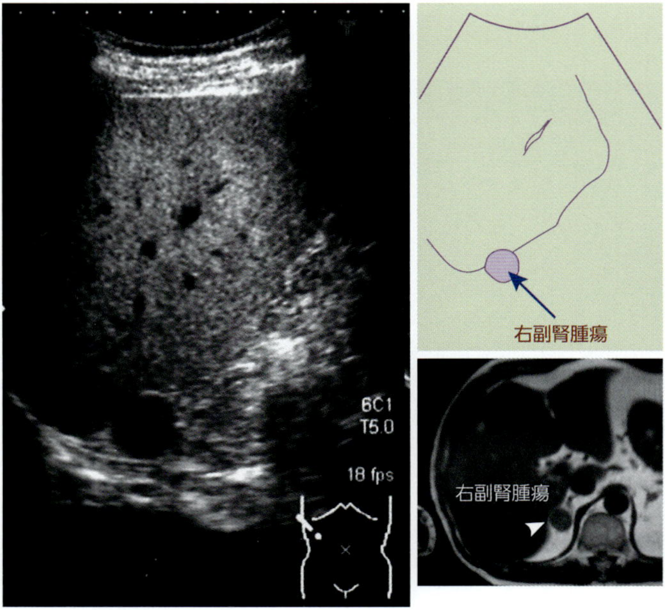

図 113　副腎腫瘍（MRI 像→）

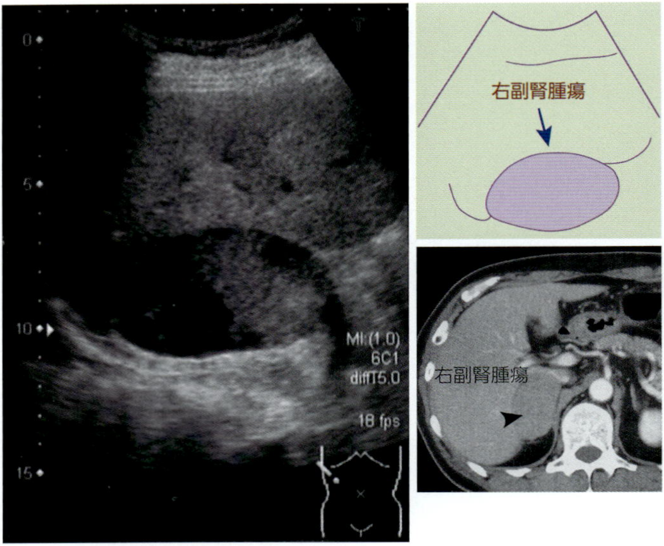

図 114　副腎腫瘍―転移（CT 像→）

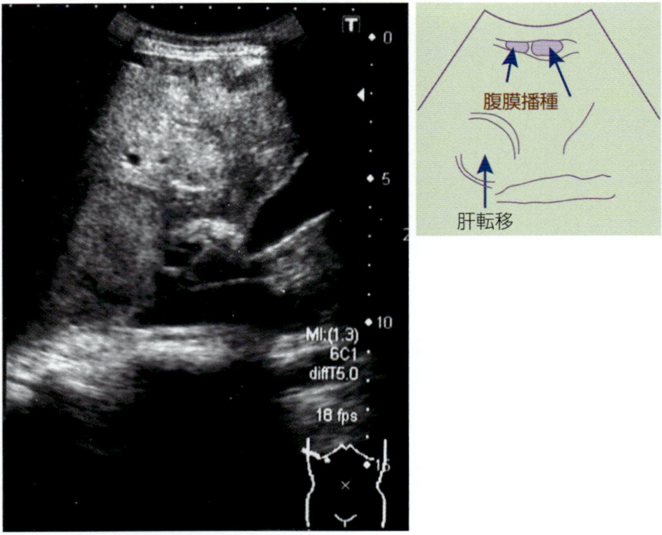

図 115　腹膜播種―癌性腹膜炎

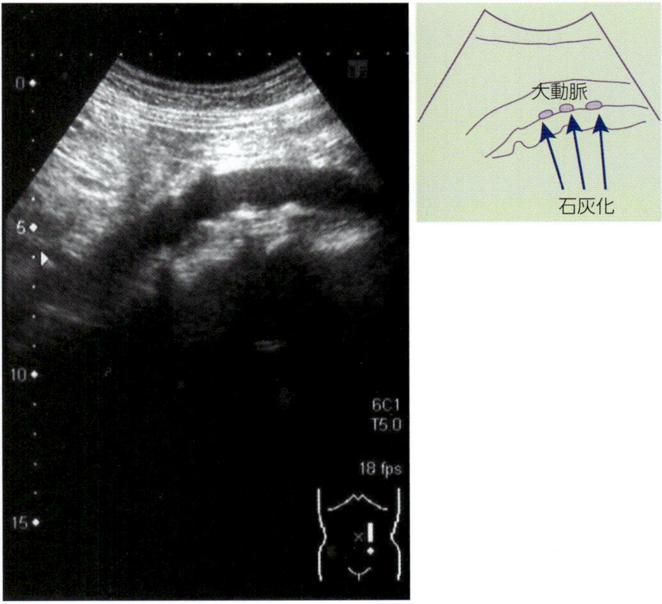

図 116　大動脈石灰化

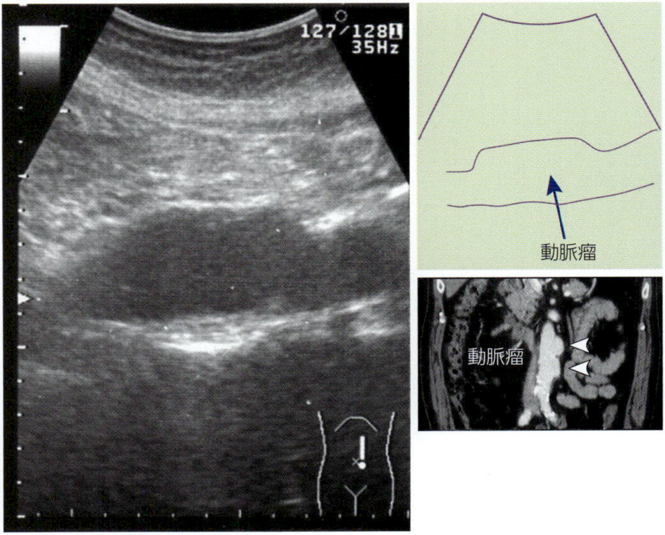

図 117　腹部大動脈瘤（CT 像→）

索　引

1章 2章 3章 4章 5章 6章 7章 8章 9章 10章 索引

さ

た

な

は

ま

ら

●著　者●

光井　洋（みつい・ひろし）

1985年東京大学医学部卒業。河北総合病院研修，ヴァンダービルト大学研究員，東京大学消化器内科を経て，現在，東京逓信病院院長補佐，消化器内科部長。

カラー
すぐわかる
腹部エコー超入門

2015年8月18日　初版第1刷発行
2022年7月10日　初版第2刷発行

著　者　光《みつ》井《い》　洋《ひろし》

発行人　西村正徳

発行所　西村書店

東京出版編集部

〒102-0071 東京都千代田区富士見2-4-6

Tel.03-3239-7671　Fax.03-3239-7622

http://www.nishimurashoten.co.jp

印　刷　三報社印刷株式会社

製　本　株式会社難波製本

ISBN978-4-89013-453-3